常见毒性植物中药图鉴

杨军宣　张　毅　主编

科 学 出 版 社

北 京

内 容 简 介

本书收载常见有毒植物中药100余种，对每味有毒植物中药从来源、生长环境与分布、植物形态、采收、药材性状、化学成分（毒性成分）、药理作用、毒副反应、功能主治、使用注意等方面进行描述；并针对有毒植物中药不同生长时期（或不同部位）的植物学特征，分别提供彩色图谱，利于更直观、全面地认识常见有毒植物中药，从而正确进行品种鉴别、采集、加工及应用等。

本书力求做到科学性、知识性、实用性、普适性并举，以期为广大从事教学、科研及医疗的医药工作者提供参考，也为药材种植、中药饮片与制剂生产企业的技术及管理人员、以及广大群众直观、全面地认识、鉴别、采集及应用有毒中药提供参考。

图书在版编目（CIP）数据

常见毒性植物中药图鉴 / 杨军宣，张毅主编 . —北京：科学出版社，2017.5
ISBN 978-7-03-052361-7

Ⅰ. ①常⋯ Ⅱ. ①杨⋯ ②张⋯ Ⅲ. ①有毒植物 – 中草药 – 图谱 Ⅳ. ① R282-64

中国版本图书馆 CIP 数据核字（2017）第 061929 号

责任编辑：黄金花
责任印制：谭宏宇 / 封面设计：殷靓

科 学 出 版 社 出版
北京东黄城根北街 16 号
邮政编码：100717
http : // www. sciencep. com
南京展望文化发展有限公司排版
上海锦佳印刷有限公司印刷
科学出版社发行 各地新华书店经销
*
2017年5月第 一 版 开本：787×1092 1/16
2017年5月第一次印刷 印张：10 3/4
字数：229 000
定价：100.00元
（如有印装质量问题，我社负责调换）

前　言

　　有毒中药作为中药的重要组成之一，在我国具有悠久的应用历史。《神农本草经》中就大量地记载了有毒中药的应用，该书将中药分为上、中、下品。上品无毒，多服久服不伤人；中品无毒、有毒，斟酌其益；下品多毒，不可久服。明代《本草纲目》将有毒中药分为大毒、有毒、小毒、微毒四级。明代名医张景岳认为："药以治病，因毒为能，所谓毒药，是以气味之有偏也"。随着21世纪生命科学的发展，有毒中药在现代临床上的应用日益广泛，对一些疑难重症的治疗亦具有独特疗效。如马钱子治疗风湿性关节病，斑蝥治疗癌症，砒霜治疗白血病等。

　　但是由于人们对常见有毒中药缺乏认识，每年都有很多因不合理应用（或误用）有毒中药而产生不良反应，甚至导致死亡的报道。如有人把半夏误当野菜食用而中毒；有人用川乌炖猪蹄食用而中毒；有人误将洋金花当南瓜花食用而中毒……同类事件不胜枚举。甚至一些非医务人员或者"江湖医生"根据所谓"祖传秘方""偏方"，使用中药为人治病，其中不乏使用有毒中药者，这为人民群众身心健康带来了巨大的潜在威胁。这些问题提醒我们，不仅针对医药工作者，对于广大群众，都必须对常见有毒中药有科学的认识和了解，从而进行合理的应用。

　　本书收载常见有毒植物中药100余种，对每味有毒植物中药从来源、生长环境与分布、植物形态、采收、药材性状、化学成分（毒性成分）、药理作用、毒副反应、功能主治、使用注意等方面进行描述；并针对有毒植物中药不同生长时期（或不同部位）的植物学特征，分别提供彩色图谱，利于读者更直观、全面地认识常见有毒植物中药，从而正确进行品种鉴别、采集、加工及应用等。

　　本书力求做到科学性、知识性、实用性、普适性并举，以期为广大从事教学、科研及医疗的医药工作者提供参考，也为药材种植、中药饮片与制剂生产企业的技术及管理人员以及广大群众直观、全面地认识、鉴别、采集及应用有毒中药提供参考。

　　本书在编写过程中，得到有关专家、单位及科学出版社的大力支持和帮助，在此表示衷心的感谢。由于人们对于毒性中药的认识是在不断提高的，且由于编著者水平有限，书中难免有不妥之处，敬祈同道给予斧正，谨表谢意。

编著者

2017年2月12日

目录
CONTENTS

前　言

第一章　总论 ……………………………………………………… 1
　第一节　有毒中药的发展史 ………………………………… 1
　第二节　有毒中药的分类 …………………………………… 2
　第三节　有毒中药的使用注意 ……………………………… 3

第二章　各论 ……………………………………………………… 6

一叶萩	/6	马兜铃	/32
丁公藤	/7	天仙子	/34
八角枫	/9	天仙藤	/35
八角莲	/10	天花粉	/36
九里香	/11	天南星	/38
了哥王	/13	木鳖子	/40
干　漆	/14	长春花	/41
土荆皮	/16	乌柏根皮	/43
大风子	/17	火麻仁	/44
大皂角	/18	巴　豆	/45
山豆根	/19	甘　遂	/47
山慈菇	/21	艾　叶	/48
千里光	/22	石菖蒲	/50
千金子	/24	北豆根	/51
川　乌	/25	叶象花	/53
川楝子	/26	仙　茅	/54
广防己	/28	白头翁	/55
飞龙掌血	/29	白附子	/57
马钱子	/30	白　英	/58

白 果	/60	昆明山海棠	/109
白屈菜	/61	罗布麻叶	/111
白药子	/63	使君子	/113
半边莲	/64	金铁锁	/114
半 夏	/66	肿节风	/115
地枫皮	/67	京大戟	/116
夹竹桃	/69	闹羊花	/118
肉豆蔻	/70	泽 漆	/119
朱砂莲	/72	细 辛	/120
延胡索	/73	草 乌	/122
华山参	/75	茺蔚子	/124
羊角拗	/76	牵牛子	/125
关木通	/78	鸦胆子	/127
关白附	/79	香加皮	/128
寻骨风	/80	重 楼	/130
防 己	/82	急性子	/132
红大戟	/84	洋金花	/133
芫 花	/85	桃 仁	/135
花 椒	/86	臭灵丹草	/137
苍耳子	/88	狼 毒	/139
两头尖	/89	黄药子	/140
两面针	/91	雪上一枝蒿	/142
吴茱萸	/92	常 山	/144
附 子	/94	蛇床子	/146
青木香	/96	猪牙皂	/147
苦 木	/97	商 陆	/149
苦杏仁	/99	绵马贯众	/151
苦 参	/101	喜 树	/152
苦楝皮	/103	蓖麻子	/154
郁李仁	/104	雷公藤	/155
虎耳草	/106	藜 芦	/157
虎 杖	/108	藤 黄	/158

第三章 附录 ………………………………………………………… 160
　附录一 《中华人民共和国药典》2015年版收载的有毒中药及常用剂量 ………… 160
　附录二 汉字笔画索引 ……………………………………………… 162

第一章

总　论

第一节　有毒中药的发展史

中药的应用是我国劳动人民长期生活实践和医疗实践的结果。《淮南子·修务训》曰:"神农……尝百草之滋味,水泉之甘苦,令民知所避就,当此之时,一日而遇七十毒"。这是药物起源于劳动人民长期生活实践的真实写照。我们祖先积极探索,反复实践,逐渐发现一些药物不但具有毒副反应,而且还可治疗身体中的某些不适之症。经过不断实践,逐渐将食物与毒物区分,掌握了这些有毒药物的适应证,如"天雄乌喙,药之凶毒也,良医以活人"。于是,便有了有毒中药治病的雏形。

我们祖先经过无数次有意识地试用、观察和总结,对有毒中药认识不断加深,并通过口传心记,不断积累和日益丰富有毒中药的初步使用经验。到了西周,已有专业医生"聚毒药以供医事",以及"五毒攻之"之说。20世纪70年代初,在长沙马王堆汉墓出土的帛书《五十二病方》是我国已发现的最早医书,书中有"毒乌喙"(乌头箭射伤中毒症)专病名称,亦有用乌喙、半夏、雄黄、藜芦、蜀椒、水银等百余种有毒中药治病的记载。我国最早的一部本草专著《神农本草经》大约成书于西汉末年至东汉初年,全书载药365种,按其效用分为上、中、下三品。上品120种,能补养、无毒,可以长服、久服;中品120种,能治病补虚,无毒或有小毒,斟酌使用;下品125种,专治大病,多为有毒,不可多服、久服。

汉代"医圣"张仲景所著《金匮玉函经》中应用有毒中药较多,如半夏、附子、细辛、巴豆、藜芦、杏仁、水蛭、商陆等。张仲景代表作《伤寒论》和《金匮要略》中的"大承气汤""大黄牡丹汤"治疗急腹症,"真武汤""四逆汤""附子汤"等治疗亡阳厥逆、阳虚体衰,"附桂八味丸""桂枝附子汤"主治寒证疼痛等症就是有毒中药入方治疗急重症的代表。这些方剂几千年来在中医临床上沿用至今,可见其具有重要的历史意义和实用价值。同时汉代名医华佗所创造的"麻沸散"是世界上最早的复方中药麻醉方,方中也含有有毒中药(据考证主要由曼陀罗花、生草乌等有毒中药组成)。

宋代唐慎微著的《经史证类备急本草》收载了较多的有毒中药,并记载了前人使用有毒中药及中毒后的救治方法。如砒霜"误中解之,用冷水研绿豆汤饮之"。

明代医药学家李时珍编撰的《本草纲目》收载药物1 892种，其中标明有毒的中药312种，并按毒性大小区分为大毒、有毒、小毒和微毒四类。清代医学家赵学敏编撰《本草纲目拾遗》，新增药物716种，其中雷公藤、藤黄等毒性较大的药物首次收载。

中华人民共和国成立后，中医中药工作者对许多重要的中药进行了成分分析、药理实验和抑菌实验等。1965年出版《中药炮炙经验集成》对每个品种的减毒增效的炮炙方法做了叙述。近年来出版的《中药志》《全国中草药汇编》《中药大辞典》等，都是目前具有代表性的中药巨著。其中对有毒药物的产地、采收、优劣、成分、炮制、临床应用等方面作了较为详细的叙述。特别是新近出版的《毒药本草》，重点收取了古代书籍之精华，广泛收集现代有毒中药药理研究之进展，以临床应用及中毒防治为重点内容，总结了很多临床应用有毒中药的宝贵经验。近年来科研工作者对有毒中药的研究开发与合理应用倍加关注和重视，随着对有毒中药的研究更加深入，寻找抗癌、防治心脑血管疾病等疑难病症药物也得到了较大的发展，并取得了可喜的成果。

第二节　有毒中药的分类

历代本草书籍中，常在每一味药物的性味之下，标明其"有毒""无毒"，这是药物性能的重要标志之一。

一、古代毒性的概念

古代常常把毒药看作是一切药物的总称，而把药物的毒性看作是药物的偏性。故《周礼·天官冢宰下》有"医师掌医之政令，聚毒药以供医事"的说法。明代张景岳《类经》云："药以治病，因毒为能，所谓毒者，因气味之偏也……大凡可辟邪安正者，均可称为毒药，故曰毒药攻邪也"。而《药治通义》引张载人语："凡药皆有毒也，非指大毒、小毒谓之毒"。论述了毒药的广义含义，阐明了毒性就是药物的偏性。与此同时，古代还把毒性看作是药物毒副反应大小的标志。如《素问·五常政大论》云："大毒治病，十去其六；常毒治病，十去其七；小毒治病，十去其八；无毒治病，十去其九；谷肉果菜食养尽之，无使过之、伤其正也"。《神农本草经》三品分类法也是以药物毒性的大小、有毒无毒做为分类依据的。因此，古代药物毒性的含义较广，既认为毒药是药物的总称，毒性是药物的偏性，又认为毒性是药物毒副反应大小的标志。而后世本草书籍在其药物性味下标明"有毒""大毒""小毒"等记载，则大都指药物的毒副反应的大小。

二、现代药物毒性的概念

随着科学的发展，医学的进步，人们对毒性的认识逐步加深。所谓毒性一般系指药物对机体所产生的不良影响及损害性。毒药一般系指对机体发生化学或物理作用，能损害机体引起功能障碍、疾病甚至死亡的物质。

中药的副反应有别于毒性反应。副反应是指在常用剂量时出现与治疗需要无关的不适反应,一般比较轻微,对机体危害不大,停药后可自行消失。如临床常见服用某些中药可引起恶心、呕吐、胃痛腹泻或皮肤瘙痒等不适反应。用药副反应的产生与药物自身特性、炮制、配伍、制剂等多种因素有关。通过医药人员努力可以尽量减少副反应,减少不良反应的发生。过敏反应也属于不良反应范围,其症状轻者可见瘙痒、皮疹、胸闷、气急,重者可引起过敏性休克,除药物因素外,多与患者体质有关。此外,由于中药常见一药多效能,如常山既可解疟,又可催吐,若用治疟疾,则催吐就是副反应,可见中药副反应还有一定的相对性。

三、中药毒性分类

伴随临床用药经验的积累,对毒性研究的深入,中药毒性分级情况各不相同。如《素问·五常政大论》把药物毒性分为"大毒""常毒""小毒""无毒"四类;《神农本草经》分为"有毒""无毒"两类;《证类本草》《本草纲目》将毒性分为"大毒""有毒""小毒""微毒"四类。近代中药毒性分级多沿袭临床用药经验及文献记载,分级尚缺乏明确的实验数据。目前,正从中药中毒后临床表现的不同程度;根据已知的定量毒理学研究的数据;有小剂量与中毒剂量之间的范围大小;中毒剂量与中毒时间的不同及中药的产地、炮制不同进行中药毒性分级的全面探讨,深信会得到科学的结论。当今《中华人民共和国药典》采用大毒、有毒、小毒三类分类方法,是目前通行的分类方法。

第三节　有毒中药的使用注意

为了确保疗效、安全用药、避免毒副反应的产生,必须注意用药禁忌。中药的用药禁忌主要包括配伍禁忌、证候禁忌、妊娠禁忌和服药的饮食禁忌四个方面。

1. **配伍禁忌**　所谓配伍禁忌,就是指某些药物合用会产生剧烈的毒副反应或降低和破坏药效,因而应该避免配合应用,即《神农本草经》所谓:"勿用相恶、相反者"。据《蜀本草》谓《神农本草经》载药365种,相反者18种,相恶者60种。金元时期将反药概括为"十八反"(即:乌头反贝母、瓜蒌、半夏、白及、白蔹;甘草反甘遂、大戟、海藻、芫花;藜芦反人参、丹参、玄参、沙参、细辛、芍药)、"十九畏"(即:硫黄畏朴硝,狼毒畏密陀僧,巴豆畏牵牛,丁香畏郁金,川乌、草乌畏犀角,牙硝畏三棱,官桂畏赤石脂,人参畏五灵脂),累计37种反药,并编成歌诀,便于诵读。

十八反歌诀:

> 本草明言十八反,半蒌贝蔹及攻乌,
> 藻戟遂芫俱战草,诸参辛芍叛藜芦。

十九畏歌诀:

> 硫黄原是火中精,朴硝一见便相争,

水银莫与砒霜见，狼毒最怕密陀僧，
巴豆性烈最为上，偏与牵牛不顺情，
丁香莫与郁金见，牙硝难合京三棱，
川乌草乌不顺犀，人参最怕五灵脂，
官桂善能调冷气，若逢石脂便相欺，
大凡修合看顺逆，炮爁炙煿莫相依。

反药能否同用，历代医家众说纷纭。一些医家认为反药同用会增强毒性、损害机体，因而强调反药不可同用。除《神农本草经》提出"勿用相恶、相反者"外，《本草经集注》也谓："相反则彼我交仇，必不宜合"。孙思邈则谓："草石相反，使人迷乱，力甚刀剑"等，均强调了反药不可同用。有的医家如《医说》甚则描述了相反药同用而致的中毒症状及救治方法。现代临床、实验研究也有不少文献报道反药同用（如贝母与乌头同用、巴豆与牵牛同用）引起中毒的例证。

此外，古代也有不少反药同用的文献记载，认为反药同用可起到相反相成、反抗夺积的效能。如《医学正传》谓："外有大毒之疾，必有大毒之药以攻之，又不可以常理论也。如古方感应丸，用巴豆、牵牛同剂，以为攻坚积药；四物汤加人参、五灵脂辈，以治血块；丹溪治尸瘵二十四味莲心散，以甘草、芫花同剂，而妙处在此，是盖贤者真知灼见，方可用之，昧者不可妄试以杀人也"。《本草纲目》也说："相恶、相反同用者，霸道也，有经有权，在用者识悟尔"等，都强调了反药可以同用。正如上述，古今反药同用的方剂也是屡见不鲜的，如《金匮要略》甘遂半夏汤中甘遂、甘草同用治留饮；赤丸以乌头、半夏合用治寒气厥逆；《千金翼方》中大排风散、大宽香丸都用乌头配半夏、瓜蒌、贝母、白及、白蔹；《儒门事亲》通气丸中海藻、甘草同用；《景岳全书》的通气散则以藜芦配玄参治时毒肿盛、咽喉不利。现代也有文献报道用甘遂、甘草配伍治肝硬化及肾炎水肿；人参、五灵脂同用活血化瘀治冠状动脉粥样硬化性心脏病；芫花、大戟、甘遂与甘草合用治结核性胸膜炎，取得了较好的效果，从而肯定了反药可以同用的观点。

现代研究表明，有些药物配伍时不可或不宜在同一处方中使用，需要禁用或慎用，而有些药物则可利用配伍关系降低毒性。如：马钱子不宜与麝香或含有麝香的药物同服，这是由于麝香对中枢神经的兴奋作用可增强马钱子的毒性，可使士的宁的致死率提高2～7倍；朱砂与昆布配伍，有效成分硫化汞和碘的含量均有所降低，并游离出汞，而发生汞中毒；半夏与乌头混合煎液，比半夏单煎液给小鼠灌胃，致死率提高2.48倍；而生姜与生半夏同用，则可降低生半夏的毒性。

由此可见，无论文献资料、临床观察及实验研究目前均无统一的结论，说明对十八反、十九畏的科学研究还要做长期艰苦、深入细致的工作，去伪存真，才能得出准确的结论。目前在尚未搞清反药是否能同用的情况下，临床用药应采取慎重态度，对于其中一些反药若无充分把握，最好不宜使用，以免发生意外。

2. 证候禁忌　由于药物的药性不同，其作用各有专长和一定的适应范围，因此，临床用药也就有所禁忌，称"证候禁忌"。毒性中药同其他药物一样具有寒、热、温、凉四种药性,有些毒性中药作用峻猛,毒副反应较强。因此,应根据病情的不同谨慎运用,如制川乌性热、味苦辛、有毒,属燥烈之品,易伤阴血,若病属热证、阴虚者应忌用;巴豆霜性热、味辛、有大毒,属峻下逐水之品,易于损伤正气,故正虚邪实者应慎用。

3. 妊娠禁忌　一般毒性药物均能损伤胎元,引起流产,损害母子健康,甚至危及生命安全,因此妊娠期妇女应禁用或慎用。如大戟、轻粉、䗪虫等毒性较强或毒性峻猛的药物应禁用;附子、细辛、干漆等辛热滑利、通经祛瘀、行气破滞之品应慎用。凡禁用的药物绝对不能使用,慎用的药物可以根据病情的需要,斟酌使用。必须强调指出,除非必用时,一般应尽量避免使用,以防发生事故。

妊娠禁忌歌诀:

元斑水蛭及虻虫,乌头附子配天雄,
野葛水银并巴豆,牛膝薏苡与蜈蚣,
三棱芫花代赭麝,大戟蝉蜕黄雌雄,
牙硝芒硝牡丹桂,槐花牵牛皂角同,
半夏南星与通草,瞿麦干姜桃仁通,
硇砂干漆蟹爪甲,地胆茅根与䗪虫。

4. 饮食禁忌　是指服药期间对某些食物的禁忌,又简称食忌。《本草经集注》说:"服药不可多食生芫荽及蒜、鸡、生菜,又不可诸滑物果实等,又不可多食肥猪、犬肉、油腻肥羹、鱼鲙、腥臊等物"。指出了在服药期间,一般应忌食生冷、油腻、腥膻、有刺激性的食物。病情不同,饮食禁忌也有区别。如热病忌食辛辣、油腻、煎炸性食物;寒病忌食生冷食物、清凉饮料等;胸痹患者忌食肥肉、脂肪、动物内脏及烟、酒等;肝阳上亢头晕目眩、烦躁易怒等忌食胡椒、辣椒、大蒜、白酒等辛热助阳之品;黄疸胁痛忌食动物脂肪及辛辣烟酒刺激物品;脾胃虚弱者忌食油炸黏腻、寒冷固硬、不易消化的食物;肾病水肿忌食盐、碱过多的和酸辣太过的刺激食品;疮疡忌食鱼、虾、蟹等腥膻发物及辛辣刺激性食品。有些食物有碍疾病或者影响药效,甚至产生毒副反应,需要忌食。如砒石畏绿豆;冷水、醋、羊血、生草乌忌豉汁,畏饴糖,黑豆、冷水能解其毒;服用朱砂及其制品忌服海带等。此外,古代文献记载:甘草、黄连、桔梗、乌梅忌猪肉;鳖甲忌苋菜;常山忌葱;地黄、何首乌忌葱、蒜、萝卜;丹参、茯苓、茯神忌醋;土茯苓、使君子忌茶;薄荷忌蟹肉以及蜜反生葱、柿反蟹等,也应作为服药禁忌的参考。

除上述几个方面外,还应注意:有毒中药不宜常服,以免蓄积中毒;部分毒性较强的中药仅供外用,不可内服;外用也不可用量过大,以免皮肤吸收中毒,如红粉、水银等。忌用器具,如朱砂、雄黄忌用铁器,朱砂忌铝器,近年发现朱砂与铝能产生毒性较强的汞铝齐。忌加热火煅,如朱砂、雄黄等加热则生成新物质,毒性增加。

第二章

各 论

一叶萩

【来源】本品为大戟科植物叶底珠 *Securinega suffruticosa*（Pall.）Rehd. 的嫩枝叶或根。

【生长环境与分布】生于山坡或路边。分布于东北、华东及河南、河北、贵州、四川、广西、陕西。

【植物形态】灌木，高1～3m。茎丛生，多分枝，小枝绿色，较细。单叶纸质，互生，（长）椭圆形，长1.5～5cm，宽1～2cm，全缘或有小整齐波状齿或细钝齿；侧脉5～8对，叶柄短。花小，单性，雌雄异株，3～12朵簇生于叶腋；萼片5，卵形，淡黄绿色；无花瓣；雄花花盘腺体5，分离，2裂，退化子房小，圆柱形，2裂；雌花花盘几不分裂；子房3室，花柱3裂。

蒴果三棱状扁球形，熟时（淡）红褐色，有网纹，裂成3瓣，具宿存萼片。花期3～8个月，果期6～11个月（图1a、图1b、图1c）。

【采收】5～7月采收嫩枝叶，割取连叶的嫩枝，扎成小把，阴干；根全年均可采收，晒干。

【药材性状】嫩枝条呈圆柱形，略具棱角，长25～40cm，粗端径约2mm。表面暗绿黄色，具纵向细纹理。质脆，断面四周纤维状，中央白色。叶多皱缩破碎，有时尚有黄色的花朵或灰黑色的果实（图1d）。气微，味微辛而苦。

根不规则分枝，圆柱形，表面红棕色，有细纵皱，疏生突起的小点或横向皮孔。质脆，断面不整齐。木质部淡黄白色（图1e）。气微，味淡转涩。

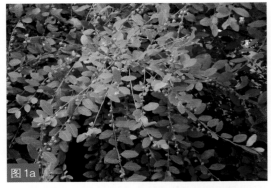

图1a

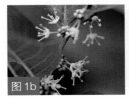

图1b

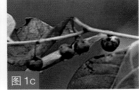

图1c

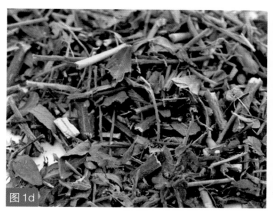 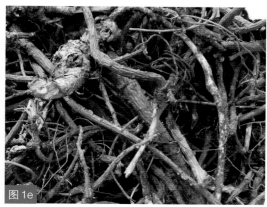

【化学成分】 全株含一叶萩碱、叶底珠碱。叶中含二氢一叶萩碱,一叶萩醇A、B、C等。茎中含没食子酸、老鹤草鞣质、岩白菜素、没食子儿茶素、芸香苷、槲皮苷等。根皮含一叶萩新碱等。主要毒性成分为一叶萩碱等生物碱成分。

【药理作用】 具有中枢神经兴奋、改善糖尿病周围神经病变、抗肿瘤、改善造血微环境和红细胞膜功能(肾性贫血)作用;可以提高肌肉张力和引起心脏兴奋(增强心缩力,升高血压,增加耗氧量等)。

【毒副反应】 能引起脊髓性惊厥。

【性味归经】 辛、苦,微温,小毒。归肝、肾、脾经。

【功能主治】 祛风活血,益肾强筋。用治风湿腰痛,四肢麻木,阳痿,小儿疳积,面神经麻痹,脊髓灰质炎后遗症等。

【用法用量】 6～9 g。

【注意】 高血压、急慢性肾炎、肝炎、癫痫、破伤风和甲状腺功能亢进等患者忌用。中毒主要表现为:血压升高,烦躁,荨麻疹,面、颈肌抽动、痉挛等。中毒救治方法:洗胃,催吐,补液;对症治疗。

【贮藏】 置阴凉干燥处。

丁公藤

【来源】 本品为旋花科植物丁公藤 *Erycibe obtusifolia* Benth. 或光叶丁公藤 *Erycibe chmidtii* Craib 的干燥藤茎。

【生长环境与分布】 丁公藤,生于海拔100～1 200 m的山谷湿润密林中或路旁灌丛。分布于广东、广西、海南等地。光叶丁公藤,生于海拔300～1 200 m的山谷密林中或疏生林中,在乔木上攀生。分布于广东、广西、云南、海南等地。

【植物形态】 丁公藤,高大木质藤本。小枝有棱,无毛。叶互生,革质,椭圆形或倒长卵形,顶端钝或钝圆,基部楔形;侧脉4～6对,在上面不明显,在下面微凸起。聚伞花序腋生和顶生，花序轴及花萼被淡褐色柔毛；花冠白色，5深裂，雄蕊5；子房圆柱形。浆果卵状椭圆形或球形，红或黄色（图2a、图2b、图2c）。

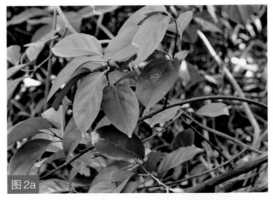

图2a

光叶丁公藤，与丁公藤不同之处，高大攀援灌木，小枝有细棱。叶长圆状椭圆形，顶端渐尖，基部宽楔形，侧脉5～6对，不明显（图2d）；浆果近球形，黑褐色。

【采收】全年均可采收，切段或片，晒干。

【药材性状】本品为斜切的段或片，直径1～10 cm。外皮灰黄色、灰褐色或浅棕褐色，稍粗糙，有浅沟槽及不规则纵裂纹或龟裂纹，皮孔点状或疣状，黄白色，老的栓皮呈薄片剥落。质坚硬，纤维较多，不易折断，切面椭圆形，黄褐色或浅黄棕色，异型维管束呈花朵状或块状，木质部导管呈点状（图2e、图2f）。气微，味淡。

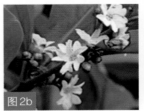

图2b

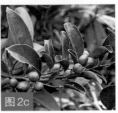

图2c

【化学成分】含生物碱类（丁公藤甲素、丁公藤丙素等）、香豆素类（东莨菪苷、东莨菪素、黄花菜木质素A、黄花菜木质素B等）、绿原酸类（绿原酸、灰毡毛忍冬素G等）。主要毒性成分为丁公藤甲素、东莨菪内酯等。

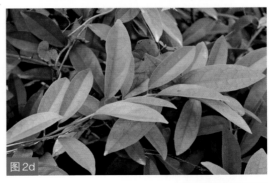

图2d

【药理作用】抗炎、镇痛作用；缩瞳及降眼压作用；增强免疫作用；改善心血管功能作用；抗肿瘤作用；祛痰作用。

【毒副反应】副交感神经亢进、中枢性震颤、心律失常；易蓄积中毒，尤其是对消化功能不佳者，更应慎重。

【性味归经】辛，温，有小毒。归肝、脾、胃经。

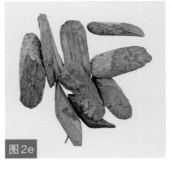

图2e

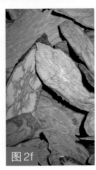

图2f

【功能主治】祛风除湿，消肿止痛。用于风湿痹痛，半身不遂，跌仆肿痛。

【用法用量】3～6 g，用于配制酒剂，内服或外搽。孕妇禁用。中毒主要表现为大汗不止、四肢麻痹、流泪、心跳减慢，呼吸急促，血压下降。中毒救治方法：洗胃，导泻，补液；其他对症治疗。

【贮藏】置干燥处。

八角枫

【来源】本品为八角枫科植物八角枫*Alangium chinense*（Lour.）Harms 或瓜木 *A. platanifolium*（Sieb.et Zucc）Harms 的干燥侧根或细须根。

【生长环境与分布】生于山野或林边。分布于长江流域以南各地。

【植物形态】落叶小乔木或灌木，高3～5 m。小枝略呈"之"字形，嫩枝紫绿色。叶互生，叶柄长2.5～3.5 cm；叶纸质，近圆形，两侧不对称，有角或3～7裂，叶上面无毛，下面脉腋内有丝毛。聚伞花序腋生，花7～30，小苞片线性；花萼先端分裂；花瓣6～8，初白色，后变成黄色；雄蕊6～8，子房2室。核果卵圆形，幼时绿色，成熟时黑色。花期5～7月，果期7～10月（图3a、图3b、图3c、图3d）。

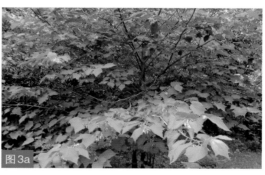

图3a

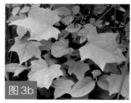

图3b

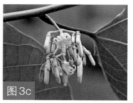

图3c

【采收】夏、秋两季采挖，除去泥沙，晒干。

【药材性状】本品侧根呈圆柱形，略波状弯曲，长短不一，直径2～8 mm；有分支，可见须根痕。表面灰黄色至棕黄色，栓皮显纵裂纹或剥落；质坚脆，断面不平坦，纤维性，黄白色。细须根着生于侧根中下部，纤长，略弯曲，有分支，长20～40 cm，直径约2 mm；表面黄棕色，具细纵纹，有的外皮纵裂；质硬而脆，断面黄白色，粉性。气微，味淡（图3e）。

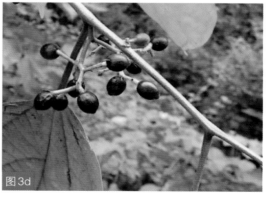

图3d

【化学成分】主要含生物碱类（毒藜碱）、酚类、氨基酸、有机酸、树脂、糖苷、强心苷、挥发油类（1，8-桉叶素、丁香酚甲醚）等。主要毒性成分为生物碱（毒藜碱）。

【药理作用】肌肉松弛作用；兴奋呼吸作用，剂量加大时则抑制呼吸；中枢神经系统先兴奋后持久抑制；催眠协同作用；收缩子宫平滑肌作用；心脏抑制作用；家兔静脉注射八角枫根煎剂或八角枫总碱均可

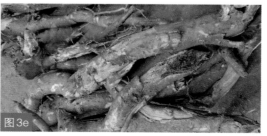

图3e

引起血压下降,但麻醉犬静脉注射八角枫总碱可引起血压升高;镇痛、抗菌抗炎、抗风湿、抗早孕及抗着床作用;对白血病有效。

【毒副反应】抑制呼吸,肌肉松弛作用,肝、肾毒性作用。

【性味归经】辛、苦,温,有毒。归肝经。

【功能主治】祛风除湿,舒筋活络,散瘀止痛。用于风湿痹痛,四肢麻木,跌打损伤。

【用法用量】须根1.5～3 g;侧根3～6 g,水煎服或泡酒服(一般宜饭后服)。外用适量,煎水洗患处。

【注意】内服不宜过量;小儿及体虚者慎用,孕妇忌服;心、肝、肺、肾功能减退者,慎用。中毒主要表现为头昏、眼花、胸闷、口干、恶心、心率减慢、困倦乏力、思睡,严重者全身软瘫、脸色苍白,呼吸抑制等。中毒救治方法:催吐,洗胃,补液,利尿;其他对症治疗。

【贮藏】置干燥处,防蛀。

八角莲

【来源】本品为小檗科植物八角莲 *Dysosma versipellis*(Hance)M. Cheng ex T.S.Ying 的干燥根茎。

【生长环境与分布】生于海拔300～2 200 m的山坡林阴湿处。分布于云南、贵州、四川、广西等地。

【植物形态】多年生草本。根茎粗壮,横生,具明显碗状节。茎单一直立,生叶1～2,盾状着生,叶片近圆形,6～8裂;裂片楔状长圆形,先端锐尖,边缘有细刺锯齿,上面无毛,下面有柔毛。花5～8朵排成伞形花序,着生于近叶柄基部上方近叶片处;花梗细,花下垂;萼片6,被疏毛;花瓣6,勺状倒卵形,深红色;雄蕊6;子房上位,1室,柱头盾状。浆果椭圆形。种子多数。花期4～6月,果期8～9月(图4a、图4b)。

【采收】秋、冬季采挖,洗净,晒干。

【药材性状】本品呈扁长的结节状,长6～15 cm,直径2～4 cm。表面黄棕色至棕褐色,上面有凹陷的茎基痕,陷窝略重叠,连珠状排列,茎基痕边缘有环状皱纹,底部可见筋脉点突起;下面略平坦,残留须根

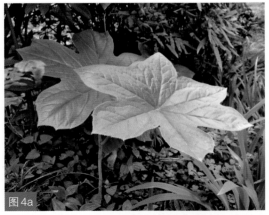

图4a

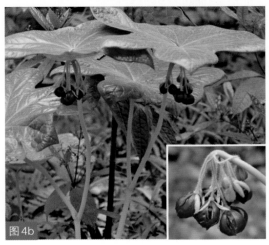

图4b

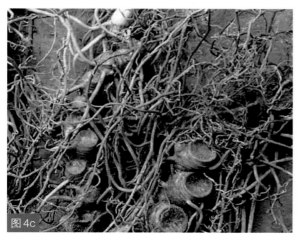

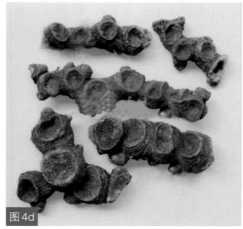

痕。质硬而脆,结节处易折断,断面淡红棕色或黄白色(图4c、图4d)。气微,味苦。

【化学成分】含木质素类成分:鬼臼毒素、鬼臼苦素、山荷叶素等;黄酮类成分:槲皮素、山奈酚等。主要毒性成分为鬼臼毒素、鬼臼树脂等。

【药理作用】抗病毒作用;抗肿瘤作用;抗免疫作用;抗菌作用;抗蛇毒作用;子宫兴奋及小肠平滑肌抑制作用;杀虫作用;保肝作用;止咳祛痰作用。

【毒副反应】中枢神经毒性,心血管系统毒性,胃肠道毒性,刺激性。

【性味归经】辛、苦,平,小毒。归肺、肝经。

【功能主治】清热解毒,化痰散结,祛瘀消肿。用于肺热痰咳,咽喉肿痛,痈肿疔疮,瘰疬,跌打损伤,毒蛇咬伤。

【用法用量】内服:煎汤,3～12 g;或入丸、散。外用:磨汁或浸醋、酒涂搽;捣烂或研末调敷。

【注意】鬼臼毒素毒性大,临床不宜直接使用。孕妇禁服,体质虚弱者慎服。中毒主要表现为皮炎、头晕、恶心、呕吐、腹痛、腹泻、嗜睡、神志不清等。中毒救治方法:催吐,洗胃,补液;保护重要脏器,合并使用糖皮质激素、多巴胺、地塞米松、尼可刹米等。其他对症治疗。

【贮藏】置干燥处。

九里香

【来源】本品为芸香科植物九里香 *Murraya exotica* L、和千里香 *Murraya paniculata*（L.）Jack 的干燥叶和带叶嫩枝。

【生长环境与分布】九里香,生于干旱的旷地或疏林中,分布于福建、台湾、湖南、广东、海南、广西、贵州、云南等地。千里香,生于较干旱的旷地或灌木丛中,分布于福建、台湾、广东、广西、云南等地。

【植物形态】九里香，常绿灌木或小乔木，高3～8 m。树皮苍灰色，分枝甚多，光滑无毛。

奇数羽状复叶互生，纸质或厚纸质；小叶3～9枚，卵形、倒卵形至近菱形，长2～8 cm，宽1～3 cm，先端钝或钝渐尖，有时微凹，基部宽楔形或近圆形，全缘，上面深绿色光亮，下面青绿色，密生腺点，腺点干后褐黑色，中脉凸出。

3至数花的聚伞花序，顶生或腋生，花轴近于无毛；花大，直径达4 cm，极芳香；花柄细长；萼片5，三角形，长约1～2 mm，宿存；花瓣5，白色，倒披针形或狭长圆形，长2～2.5 cm，有透明腺点；雄蕊8～10，长短相间；子房上位，2室，每室有2胚珠，花柱长4～6 mm，柱头极增广，常较子房宽。

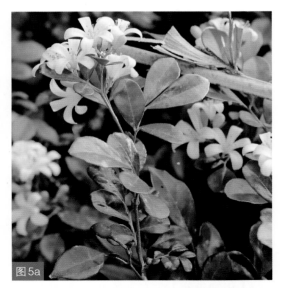

图5a

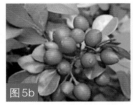

图5b

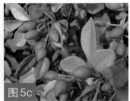

图5c

浆果米红色，球形或卵形，长12～20 mm，厚5～10 mm，先端尖锐；有种子1～2颗，种皮具棉质毛。花期4～6月，果期9～11月（图5a、图5b）。

千里香，与九里香不同之处，九里香小叶中部以上最宽，顶端钝，有时急尖或近于圆，成熟的果长与宽约略相等，顶急尖或钝；千里香小叶最宽处通常在中部以下，顶端长渐尖，成熟的果长远过于宽，多呈狭长椭圆形，顶端锥尖（图5c、图5d）。

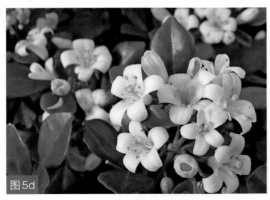

图5d

【采收】全年均可采收，除去老枝，阴干。

【药材性状】嫩枝呈圆柱形，直径1～5 mm。表面灰褐色，具纵皱纹。质坚韧，不易折断，断面不平坦。羽状复叶有小叶3～9片，多已脱落；小叶片呈倒卵形、椭圆形或近菱形，长2～8 cm，宽1～3 cm；先端钝，急尖或凹入，渐尖或短尖，基部略偏斜，全缘；黄绿色，薄革质，上表面有透明腺点，小叶柄短或近无柄，下部有时被柔毛（图5e）。气香，味苦、辛，有麻舌感。

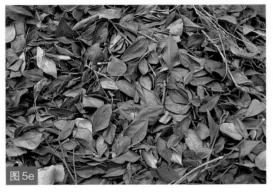

图5e

【化学成分】九里香叶含多种香豆精类化合物,如九里香甲素,九里香乙素,九里香丙素等。还含黄酮类化合物、游离氨基酸、萝芙木醇、二十八醇、葡萄糖等,另含挥发油。千里香叶含挥发油、黄酮类和香豆素类,还含蛇床子素、九里香内酯、橙皮内酯、伞形花内酯、东莨菪素等。

根含九里香碱A及B,月橘碱,去甲降真香碱,去-N-甲基甲真香碱等。根茎含九里香碱A、B、C,长叶九里香醛,欧芹酚甲醚等。九里香抗生育成分主要为九里香蛋白多糖和九里香多糖。

【药理作用】具有抗炎镇痛、增强免疫作用,杀虫、抗菌及抗氧化作用,降血糖作用,镇咳、化痰、镇痉作用,具有骨保护、抗甲状腺功能,抗生育和终止妊娠、抗凝血等作用。

【毒副反应】暂不清楚。本品有毒,服用须谨慎。

【性味归经】辛、微苦,温,有小毒。归肝,胃经。

【功能主治】行气止痛,活血散瘀。用于胃痛,风湿痹痛;外治牙痛,跌仆肿痛,虫蛇咬伤。

【用法用量】6～12 g。

【注意】阴虚火亢者忌用。孕妇禁用。中毒救治方法:对症治疗。

【贮藏】置干燥处。

了哥王

【来源】本品为瑞香科植物了哥王 *Wikstroemia indica* (Linnaeus) C. A. Mayer的干燥根或根皮。

【生长环境与分布】生于路旁、村边、山坡灌丛。分布于广东、广西、福建、江西、湖南、贵州等地。

【植物形态】小灌木,高达1 m,全株光滑。茎红褐色,皮部富纤维。叶对生,倒卵形或长椭圆形,纸质;几乎无柄。短总状花序,花顶生,黄绿色;花被筒状,顶端4裂;雄蕊8,2轮;子房椭圆形,顶部被毛,柱头近球形。花期5～9月。浆果卵形,鲜红色至暗紫色。果期6～12月(图6a、图6b、图6c)。

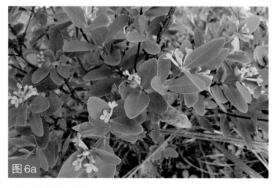
图6a

【采收】全年均可采挖,洗净,晒干;或剥取根皮,晒干。

【药材性状】本品根呈弯曲的长圆柱形,常有分枝,直径0.5～6 cm;表面黄棕色或暗棕色,有略突起的支根痕及不规则的

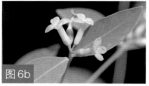
图6b

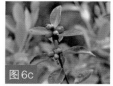
图6c

纵沟纹及少数横裂纹,有的可见横长皮孔状突起;质硬而韧,断面皮部类白色,易剥离,木部淡黄色,具同心性环纹。根皮呈扭曲的条带状,厚1.5～4 mm,强纤维性,纤维绒毛状(图6d)。气微,味微苦、甘,嚼之后有持久的灼热辛辣不适感。

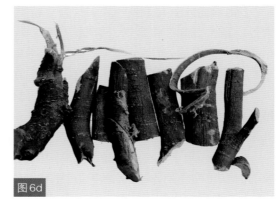

图6d

【化学成分】含香豆素类(西瑞香素等)、黄酮类(芫花苷、芫花素、槲皮苷、黄花夹竹桃黄酮、芦丁等)、木脂素类(罗汉松脂酚、松脂醇等)、甾体类、挥发油等。还含大黄酚、阿魏酸、没食子酸、木犀草素等。主要毒性成分为西瑞香素、不饱和脂肪酸等。

【药理作用】具有抑菌、抗病毒、抗炎、镇痛作用,抗癌作用,对造血组织有刺激作用,对淋巴细胞生成有抑制作用,引产作用,利尿、祛痰、止咳作用,中枢神经抑制作用,平滑肌松弛作用,和皮肤刺激性及泻下作用。

【毒副反应】所含树脂具有强烈泻下作用;根对皮肤有刺激作用;有促癌作用;有细胞毒性作用。

【性味归经】苦,寒,有毒。归肺、胃经。

【功能主治】清热解毒,散结逐水。用于肺热咳嗽、疟腮、瘰疬,风湿痹痛,疮疖肿毒,水肿腹胀。

【用法用量】根10～15 g,根皮9～12 g,久煎后服用。

【注意】孕妇忌服;粉碎或煎煮时易引起皮肤过敏,宜注意防护;一般煎煮3小时以上。中毒主要表现为恶心、呕吐、腹胀、腹痛、腹泻、皮肤及黏膜刺激性等。中毒救治方法:洗胃,补液及对症治疗。

【贮藏】置通风干燥处。

干　漆

【来源】本品为漆树科植物漆树 *Toxicodendron vernicifluum* (Stokes) F.A. Barkl.的树脂经加工后的干燥品。

【生长环境与分布】生于向阳坡林内。除吉林、黑龙江、新疆、内蒙古外,在全国几乎均有分布。

【植物形态】落叶乔木,高可达20 m。树皮幼时灰白色,平滑,老时较粗糙,成不规则的纵裂,深灰色。小枝粗壮,被黄棕色柔毛,后渐脱落。冬芽生于枝顶。单数羽状复叶,螺旋状互生;小叶4～6对,具短柄;小叶卵椭圆形,长7～15 cm,宽2～6 cm,先端急尖或渐尖,基部圆形或阔楔形,全缘,边缘无毛。花雌雄异株,花序腋生,圆锥形;花密而小,黄绿色；花梗具短柔毛；雄花花萼5，长圆形，花瓣5，长卵圆形，雄蕊5，着生于花盘边缘，花丝短，子房退化；雌花子房1室，上位，花柱短，柱头3裂。花期5～6月。果序下垂，核果光滑，棕黄色，肾形或扁圆形，直径6～8 mm。果期7～10月（图7a、图7b、图7c）。

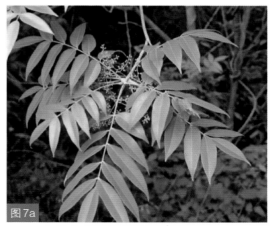

图7a

【采收】割伤漆树树皮，收集自行流出的树脂为生漆，干涸后凝成的团块为干漆。一般收集盛漆器具底留下的漆渣，干燥，煅制后入药（图7d）。

【药材性状】本品呈不规则块状，黑褐色或棕色，表面粗糙，有蜂窝状细小孔洞或呈颗粒状。质坚硬，不易折断，断面不平坦（图7e）。具特殊臭气。

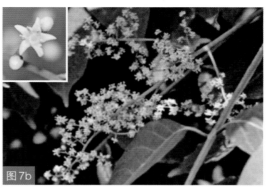

图7b

【化学成分】含黄酮类（黄颜木素、非瑟酮、硫菊黄素等）、漆酚类、鞣质、干漆多糖与糖蛋白等。主要毒性成分为漆酚类等。

【药理作用】具有抗炎作用，解痉作用，抗菌作用，抗癌作用，降血糖作用，降血脂作用，抗凝血作用，调节神经作用和心血管作用（小剂量心脏收缩增强，血管收缩，血压升高，瞳孔散大；大剂量时，对心脏有抑制作用，血压下降，瞳孔缩小，麻痹中枢神经系统）。

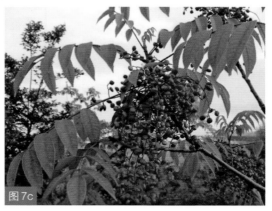

图7c

【毒副反应】致敏性和胃肠道刺激性。

【性味归经】辛，温，有毒。归肝、脾经。

【功能主治】破瘀通经，消积杀虫。用于瘀血经闭，癥瘕积聚，虫积腹痛。

【用法用量】2～5 g。

【注意】孕妇及对漆过敏者禁用。中毒主要表现为外用引起过敏性皮炎，皮肤充血、发痒、发泡、疼痛、化脓等；内服可致恶心、呕吐、头晕等。中毒救治方法：抗过敏治疗及对症处理。

【贮藏】密闭保存，防火。

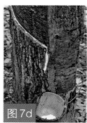

图7d

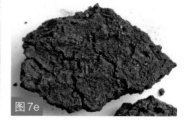

图7e

土荆皮

【来源】本品为松科植物金钱松 *Pseudolarix amabilis*（Nelson）Rehd. 的干燥根皮或近根树皮。

【生长环境与分布】喜生于向阳处，生于山林林缘及杂木林中。产于江苏、安徽、浙江、江西、福建、湖北、湖南等地。

【植物形态】落叶乔木，高20～40 m。茎干直立，枝轮生，平展（图8a）。叶在长枝上螺旋状散生，在短枝上15～30片簇生，呈辐射状。叶线性，先端尖，基部渐狭，下面沿中脉有多条气孔带（图8b、图8c）。

花单性，雌雄同株；雄花柔荑状，下垂，黄色，数个或数十个聚生于短枝顶端，雌球花单生于短枝顶端，苞鳞大于珠鳞，珠鳞的腹面基部有胚珠2。花期4～5月。果球卵圆形，直立，有短柄。种鳞木质，广卵形至卵状披针形，先端微凹或钝尖，基部心形，成熟后脱落；苞鳞短小；种翅稍厚。果期10～11月（图8d、图8e）。

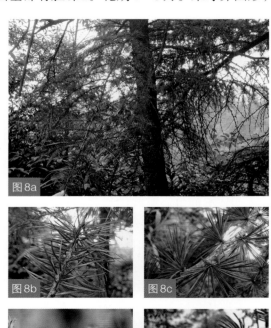

图8a

【采收】夏季剥取，晒干。

【药材性状】根皮呈不规则的长条状，扭曲而稍卷，大小不一，厚2～5 mm。外表面灰黄色，粗糙，有皱纹和灰白色横向皮孔样突起，粗皮常呈鳞片状剥落，剥落处红棕色；内表面黄棕色至红棕色，平坦，有细致的纵向纹理。质韧，折断面呈裂片状，可层层剥离。气微，味苦而涩。树皮呈板片状，厚约至8 mm，粗皮较厚。外表面龟裂状，内表面较粗糙（图8f、图8g）。

【化学成分】含二萜类化合物，如土荆皮酸及其葡萄糖苷等；还含三萜及其内酯类化合物、甾体类化合物、挥发油、有机酸和酚类等。二萜酸类成分是其主要的有毒成分。

【药理作用】抗真菌、抗肿瘤、抗生育、胆囊硬化、抗血管生成等作用。

【毒副反应】终止中期妊娠；消化系统毒性。

【性味归经】辛，温，有毒。归肺、脾经。

图8b

图8c

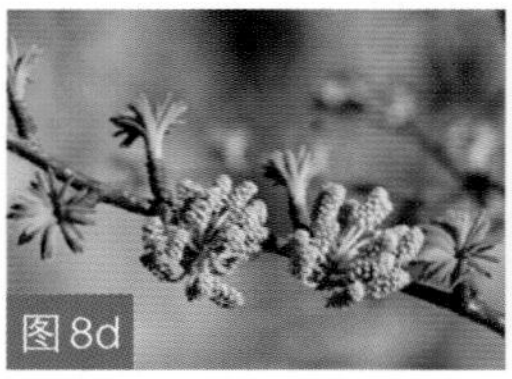

图8d

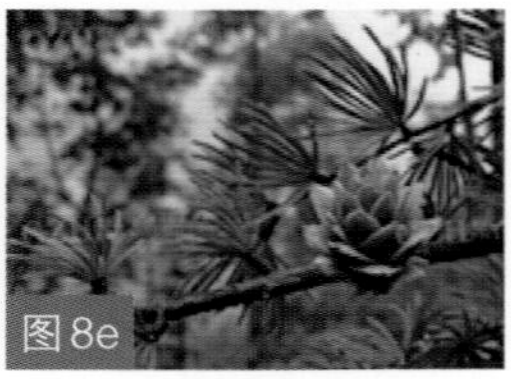

图8e

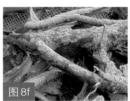

图8f

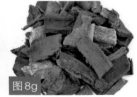

图8g

【功能主治】杀虫,疗癣,止痒。用于疥癣瘙痒。

【用法用量】外用适量,醋或酒浸涂擦,或研末调涂患处。

【注意】孕妇慎用。中毒主要表现为呕吐、腹泻、便血、烦躁不安、大汗淋漓、痉挛、面色苍白等。中毒救治方法:催吐、洗胃、导泻、输液等,可大量饮浓茶或绿豆汤。

【贮藏】置干燥处。

大风子

【来源】本品为大风子科植物海南大风子 *Hydnocarpus hainanensis*(Merr.)Sleum. 种子。

【生长环境与分布】喜高温高湿环境,分布于广东、广西、海南等地。

【植物形态】常绿乔木,高 5～15 m。幼枝无毛,叶长圆形,长 9～18 cm,先端渐尖,基部楔形或微钝,常不对称,具波状圆齿或疏锯齿,两面均无毛,侧脉 7～8 对,网脉稀疏;叶柄长 1～1.5 cm。

伞形花序,腋生或近顶生,长 1.5～2.5 cm,具 15～20 花;花梗长 0.8～1.5 cm;萼片 4,椭圆形,长 5～6 mm;花瓣 4,近肾形,长 2～2.5 mm;鳞片长约 1 cm,不规则 4～6 齿裂;雄花具雄蕊 10～12,花丝被柔毛;雌花具退化雄蕊 15,子房长卵圆形,密被毛,柱头 3。浆果黑褐色,球形,径 4～5 cm,约具 20 个种子,幼时被棕褐色绒毛。花期 4～5 月,果期 6～10 月。(图 9a、图 9b)。

【采收】采摘成熟果实,取出种子,晒干。

【药材性状】呈不规则卵圆形或多面形,稍有钝棱,长约 1～2.5 cm,直径约 1～2 cm。外皮灰棕色或灰褐色,有细纹,较小的一端有明显的沟纹。种皮厚而坚硬,厚约 1.5～2 mm,内表面光滑,浅黄色或黄棕色,种仁与皮分离,种仁两瓣,灰白色,有油性,外被一层红棕色或暗紫色薄膜(图 9c)。气微,味淡。

【化学成分】含木脂素类、黄酮类、糖类以及脂肪酸类等成分。如大风子油酸、胡萝卜苷、齐墩果酸、木犀草素,汉黄芩素、甘草素、对羟基苯甲酸等。其毒性成分主要为大风子油、大风子酸钠。

【药理作用】抑菌、抗炎、抗肿瘤、降血脂作用。

【毒副反应】刺激性;溶血;肝毒性。

【性味归经】辛,热,有毒。归肝、脾、

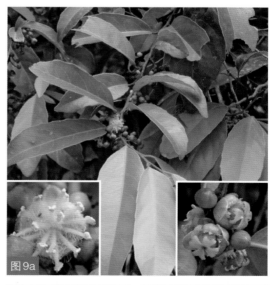

图 9a

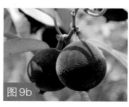

图 9b

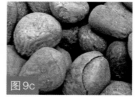

图 9c

肾经。

【功能主治】祛风燥湿,攻毒杀虫。一般外用治麻风、荨麻疹、酒渣鼻、神经性皮炎、疥癣等。

【用法用量】内服,入丸、散,一次0.3～1g;煎服,每次1.5～3g。外用:捣敷或煅存性研末调敷。

【注意】本品性毒烈,一般只外用,内服宜慎重。不得过量或久用。阴虚血热、胃肠炎者忌服。中毒主要表现为头痛、头晕、胸痛、噎感、恶心、呕吐、软弱无力,全身发热,或出现溶血蛋白尿等,甚至导致急性肾功能衰竭。中毒救治方法:洗胃、导泻或补液。

【贮藏】置阴凉干燥处。

大皂角

【来源】本品为豆科植物皂荚 *Gleditsia sinensis* Lam. 的干燥成熟果实。

【生长环境与分布】生于海拔200～2 500 m的山坡林中、山谷。华东、西南、中南、华北及甘肃、陕西等地均有分布。

【植物形态】落叶乔木,高可达30 m。树干棘刺劲直,常分支(图10a)。羽状复叶,小叶3～9对;小叶柄短,被短柔毛,小叶长圆形或卵状披针形,长2～8 cm,宽1～4 cm,先端有短尖,基部圆楔形,稍偏斜,边缘有细锯齿,上面被短柔毛,下面中脉稍被毛。网脉两面凸起(图10b)。

总状花序顶生或腋生,花杂性;雄花花萼4,三角状披针形,两面被柔毛;花瓣4,黄白色,长圆形,被柔毛,雄蕊8(6),退化雌蕊短;两性花花梗长2.5 mm,萼片、花瓣均长于雄花的萼片及花瓣;雄蕊8;子房缝线上及基部被毛,柱头2,浅裂(图10c)。

荚果带状,未干燥者绿色,干燥后呈红棕色或暗棕色,有的稍弯曲(图10d、图10e)。种子长圆形或椭圆形。花期3～5月。果期5～12月。

【采收】秋季果实成熟时采摘,晒干。

【药材性状】本品呈扁长的剑鞘状,有的略弯曲,长15～40 cm,宽2～5 cm,厚

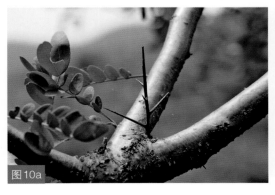
图10a

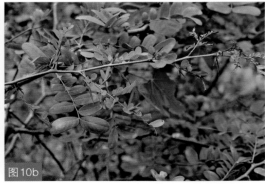
图10b

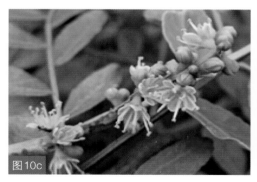
图10c

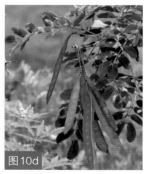
图10d

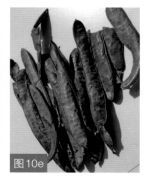
图10e

0.2～1.5 cm。表面棕褐色或紫褐色,被灰色粉霜,擦去后有光泽,种子所在处隆起。基部渐窄而弯曲,有短果柄或果柄痕,两侧有明显的纵棱线,质硬,摇之有声,易折断,断面黄色,纤维性(图10e)。种子多数,扁椭圆形,黄棕色至棕褐色,光滑。气特异,有刺激性,味辛辣。

【化学成分】含生物碱、鞣质、油脂类、三萜皂苷类(皂荚皂苷A、皂荚皂苷O)、多糖等。主要毒性成分为皂苷类成分。

【药理作用】具有抗癌、抗病毒、抗菌、抗炎、抗氧化、心肌缺血保护、免疫调节、杀虫等作用。

【毒副反应】消化系统毒性,神经系统毒性,肝、肾毒性,溶血作用。

【性味归经】辛、咸,温,小毒。归肺、大肠经。

【功能主治】祛痰开窍,散结消肿。用于中风口噤昏迷不醒,癫痫痰盛,关窍不通,喉痹痰阻,顽痰喘、咳,咳痰不爽,大便燥结;外治痈肿。

【用法用量】1～1.5 g,多入丸、散用。外用适量,研末吹鼻取嚏或研末调敷患处。

【注意】孕妇及咯血、吐血患者忌服。中毒主要表现为全身毒性,血细胞溶解,痉挛,麻痹,呼吸中枢麻痹等。中毒救治方法:洗胃、导泻或注射葡萄糖液。

【贮藏】置干燥处,防蛀。

山豆根

【来源】本品为豆科植物越南槐 *Sophora tonkinensis* Gagnep. 的干燥根和根茎。

【生长环境与分布】生于向阳的石灰岩山地或岩石缝中。分布于云南、贵州、广西等地,主产于广西。

【植物形态】小灌木,直立或平卧,高1～2 m。根圆柱状,少分枝,根皮黄褐色。茎分枝少,密被短柔毛。

奇数羽状复叶,小叶片11～19,长圆状卵形或椭圆形,长1～2.5 cm,宽0.5～1.5 cm,顶端小叶较大,先端急尖或短尖,基部圆形,上面疏被短柔毛,下面密被灰棕色的短柔毛。

总状花序顶生,长12～15 cm,密被短毛;小花梗长约1 cm,被细毛;花萼阔钟状,外被疏毛,先端5齿;花冠黄白色,旗瓣卵圆形,先端凹缺,基部具短爪,翼瓣较旗瓣长,基部耳三角状；雄蕊10，离生，基部稍宽扁；子房具柄，圆柱形，密被长柔毛，花柱弯曲，柱头圆形并簇生长柔毛。

荚果长2～5 cm，密被长柔毛，于种子间缢缩成念珠状。种子3～5。花期5～6月，果期7～8月（图11a、图11b、图11c）。

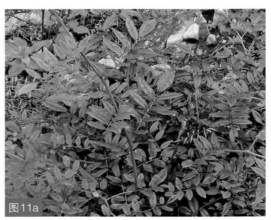

图11a

【采收】秋季采挖，除去杂质，洗净，干燥。

【药材性状】本品根茎呈不规则的结节状，顶端常残存茎基，其下着生根数条。根呈长圆柱形，常有分枝，长短不等，直径0.7～1.5 cm。表面棕色至棕褐色，有不规则的纵皱纹及横长皮孔样突起。质坚硬，难折断，断面皮部浅棕色，木部淡黄色（图11d、图11e）。有豆腥气，味极苦。

【化学成分】主要含生物碱类，包括苦参碱和氧化苦参碱，金雀花碱、槐果碱、槐花醇、槐醇等。尚含三萜类、黄酮类等。主要毒性成分为生物碱类成分。

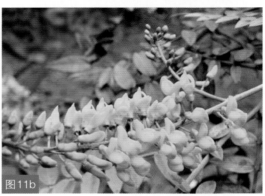

图11b

【药理作用】具有抗心律失常，中枢神经系统抑制作用；降温，抗炎，抗溃疡，增加白细胞数量，抗肝损伤，抗癌，脑缺血再灌注损伤保护作用、抗氧化和抗衰老作用等。

【毒副反应】神经系统毒性，消化系统毒性，呼吸系统毒性，过敏反应。

【性味归经】苦，寒，有毒。归肺、胃经。

【功能主治】清热解毒，消肿利咽。用于火毒蕴结，乳蛾喉痹，咽喉肿痛，齿龈肿痛，口舌生疮。

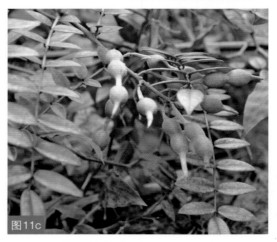

图11c

【用法用量】3～6 g。

【注意】肝功能不全者慎用。中毒主要表现为头晕、呕吐、汗出、步态不稳、眼花、恶心、冒汗、呼吸急促、心跳加快、血压升高、四肢麻木、全身肌肉颤动、手足抽搐痉挛、口唇发绀、瞳孔放大等。中毒救治方法：洗胃、导泻、注射葡萄糖液、吸氧等；其他对症处理。

【贮藏】置干燥处。

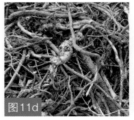

图11d

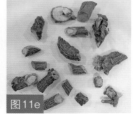

图11e

山慈菇

【来源】本品为兰科植物杜鹃兰 *Cremastra appendiculata*（D.Don）Makino、独蒜兰 *Pleione bulbocodioides*（Franch.）Rolfe 或云南独蒜兰 *Pleione yunnanensis* Rolfe 的干燥假鳞茎。前者习称"毛慈菇"，后两者习称"冰球子"。

【生长环境与分布】杜鹃兰，生于海拔500～2 900 m林下阴湿的地方。分布于陕西、山西、甘肃、河南、安徽、湖南、湖北、江苏、浙江、江西、广东、云南、贵州、四川、西藏、台湾等地。独蒜兰，生于海拔900～3 600 m常绿阔叶林下、灌木林缘、苔藓覆盖的岩石。分布于陕西、甘肃、河南、安徽、湖南、湖北、浙江、江西、广东、云南、贵州、四川、西藏等地。云南独蒜兰，生于海拔1 100～3 500 m灌木林缘、苔藓覆盖的岩石。分布于云南、贵州、四川、西藏等。

【植物形态】杜鹃兰，多年生草本，高约40 cm。假球茎肉质，卵球形。顶端生1～2片叶，叶披针状长椭圆形，长18～34 cm，宽5～8 cm，先端略尖，基部楔形，全缘。花葶长达70 cm，花序具5～22。苞片披针形或卵状披针形；花梗和子房长5～9 mm；花常偏向一侧，下垂，不完全开放，有香气，窄钟形，萼片倒披针形，中部以下近窄线形，长2～3 cm，侧萼片略斜歪；花瓣倒披针形，长1.8～2.6 cm，上部宽3～3.5 mm，唇瓣与花瓣近等长，线形，3裂，侧裂片近线形，长4～5 mm，中裂片卵形或窄长圆形，长6～8 mm，基部2侧裂片间具肉质突起；蕊柱细，长1.8～2.5 cm，顶端略扩大，腹面有时有窄翅（图12a）。蒴果近椭圆形，下垂，长2.5～3 cm。花期5～6月，果期9～12月。

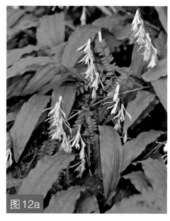
图12a

独蒜兰，半附生草本。假鳞茎卵形或卵状圆锥形，上端有颈，顶端1叶。花期叶幼嫩。叶近倒披针形或窄椭圆状披针形，纸质，长10～25 cm；叶柄长2～6.5 cm。花葶生于无叶假鳞茎基部，长7～20 cm，下部包在圆筒状鞘内。苞片长于花梗和子房；花粉淡紫色至红色，唇瓣有深色斑；中萼片近倒披针形，长3.5～5 cm，侧萼片与中萼片等长；花瓣倒披针形，稍斜歪，长3.5～5 cm，唇瓣倒卵形，长3.5～5 cm，3微裂，上部边缘撕裂状，基部楔形稍贴生于蕊柱，常4～5褶片高1～1.5 mm；蕊柱长2.7～4 cm（图12b）。花期4～6月。蒴果近长圆形，长2.7～3.5 cm。

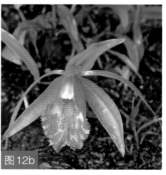
图12b

云南独蒜兰，草本。假鳞茎瓶状，顶有杯状齿环。叶顶生1片，披针形。花顶生1朵，淡紫色。苞片狭倒卵形，短于子房，萼片等大，矩圆状倒卵形，花瓣与萼片相似，唇瓣扩大，3裂，边缘具锯齿状撕裂，内面具2～5条近全缘的褶片（图12c）。

【采收】夏、秋二季采挖,除去地上部分及泥沙,置沸水锅中蒸煮至透心,干燥。

【药材性状】杜鹃兰习称"毛慈菇",独蒜兰、云南独蒜兰习称"冰球子"。

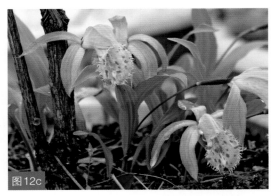

图12c

毛慈菇,呈不规则扁球形或圆锥形,顶端渐突起,基部有须根痕。长1.8～3 cm,膨大部直径1～2 cm。表面黄棕色或棕褐色,有纵皱纹或纵沟,中部有2～3条微突起的环节,节上有鳞片叶干枯腐烂后留下的丝状纤维。质坚硬,难折断,断面灰白色或黄白色,略呈角质(图12d)。气微,味淡,带黏性。

冰球子,呈圆锥形,瓶颈状或不规则团块,直径1～2 cm,高1.5～2.5 cm。顶端渐尖,尖端断头处呈盘状,基部膨大且圆平,中央凹入,有1～2条环节,多偏向一侧。撞去外皮

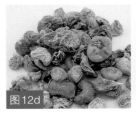

图12d

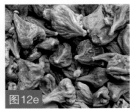

图12e

者表面黄白色,带表皮者浅棕色,光滑,有不规则皱纹。断面浅黄色,角质半透明(图12e)。

【化学成分】含有菲类化合物、简单芳香化合物及其苷类、糖类、黄酮类、生物碱类(如秋水仙碱等)、木脂素类等。还含大黄素甲醚、大黄酚、大黄素、芫花素、槲皮素、丁香酸、橙皮苷等。其主要毒性成分为秋水仙碱。

【药理作用】抗菌、抗肿瘤、抗血管生成、降压、毒覃碱M_3受体阻断、酪氨酸酶激活、抗氧化损伤、增强骨髓造血功能、改善外周微循环等作用。

【毒副反应】消化系统毒性,泌尿系统毒性,呼吸系统毒性,毛细血管毒性,抑制神经系统,刺激性,致突变作用。

【性味归经】甘、微辛,凉。归肝、脾经。

【功能主治】清热解毒,化痰散结。用于痈肿疔毒,瘰疬痰核,蛇虫咬伤,癥瘕痞块。

【用法用量】3～9 g。外用适量。

【注意】不可过量服用。中毒主要表现为咽喉烧灼感,吞咽困难,恶心,剧烈呕吐,腹痛,腹泻水样便及血便,口渴,喉干,头痛眩晕,烦躁,尿少尿闭;或血尿、蛋白尿、水肿、发绀、血压下降、肌肉痉挛疼痛、甚至休克。中毒救治方法:洗胃、催吐、导泻、输液;其他对症治疗。

【贮藏】置干燥处。

千里光

【来源】本品为菊科植物千里光 *Senecio scandens* Buch.-Ham. 的干燥地上部分。

【生长环境与分布】生于山坡,疏林下,灌木丛,沟边、路旁草丛中。分布于我国西北

至西南部,中部,东南部。

【植物形态】多年生草本。根状茎圆柱形,粗壮,土黄色,具多条粗壮根及须根。茎圆柱形,曲折呈攀援状,茎上部多分枝,幼时有毛,后脱落。

叶互生,具短柄,椭圆状三角形或卵状披针形,顶端渐尖,基部楔形至戟形,边缘有不规则缺刻状齿裂,或微波状,或近全缘,两面被细毛,以背面主脉上较多。

头状花序顶生,排列成伞房状花序;花梗细,密被白毛;总苞筒状,基部有数个条形小苞片;总苞片1层;舌状花黄色,雌性;管状花黄色,多数,两性;雌蕊1,子房下位,柱头2裂。瘦果圆柱形,有纵沟,被短毛,冠毛白色。花期9～10月,果期10～11月(图13a、图13b、图13c、图13d)。

【采收】全年可采收,除去杂质,阴干。

【药材性状】本品茎呈细圆柱形,稍弯曲,上部有分枝;表面灰绿色、黄棕色或紫褐色,具纵棱,密被灰白色柔毛。叶互生,多皱缩破碎,完整叶片展平后呈卵状披针形或长三角形,有时具1～6侧裂片,边缘有不规则锯齿,基部戟形或截形,两面有细柔毛。头状花序;总苞钟形;花黄色至棕色,冠毛白色(图13e)。气微,味苦。

【化学成分】含毛茛黄素、菊黄素、β-胡萝卜素、黄酮、鞣质、生物碱(千里光碱、阿多尼弗林碱)等。还含挥发油、鞣质等。主要毒性成分为生物碱成分。

【药理作用】抗菌、抗炎、HIV抑制、镇痛、抗肿瘤、抗氧化、抗滴虫、抗钩端螺旋体、运动神经麻痹、收缩子宫、强心、保肝作用等。

【毒副反应】致癌作用,肝毒性,胚胎毒性,致突变作用。

【性味归经】苦,寒,归肺、肝经。

【功能主治】清热解毒,明目,利湿。用于痈肿疮毒,感冒发热,目赤肿痛,泄泻痢疾,皮肤湿疹。

【用法用量】15～30 g。外用适量,煎水熏洗。

【注意】肝功能不全者及孕妇慎用。中毒主要表现为急性腹痛、腹胀、肝脾肿大、乏力、发热、恶心、呕吐和腹壁静脉扩张、水肿和黄疸等。中毒救治方法:催吐、洗胃、导泻;其他对症治疗。

【贮藏】置通风干燥处。

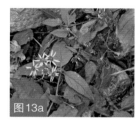
图13a

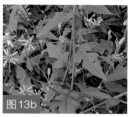
图13b

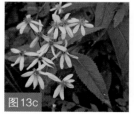
图13c

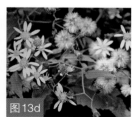
图13d

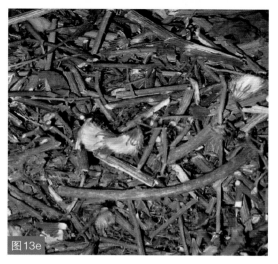
图13e

千金子

【来源】本品为大戟科植物续随子 *Euphorbia lathyris* L. 的干燥成熟种子。

【生长环境与分布】生于向阳山坡。分布于黑龙江、辽宁、河北、山东、江苏、福建、湖南、广西、云南、四川等地。

【植物形态】二年生草本。全株无毛，灰绿色。茎粗壮、直立，多分枝，高30～100 cm。叶交互对生，卵状披针形，先端尖锐，基部心形，抱茎。

总花序顶生，呈伞状，基部具轮生的苞叶2～4；每伞梗叉状分枝，有三角状卵形苞片2。杯状聚伞花序钟状，顶端4～5裂；腺体新月形，两端有短而钝的角。蒴果三棱状球形，无毛。种子长圆状球形。花期5～7月，果期6～9月（图14a、图14b、图14c）。

【采收】夏、秋果实成熟时采收，除去杂质，干燥。

【药材性状】本品呈椭圆形或倒卵形，长约5 mm，直径约4 mm。表面灰棕色或灰褐色，具不规则网状皱纹，网孔凹陷处灰黑色，形成细斑点。一侧有纵沟状种脊，顶端为突起的合点，下端为线形种脐，基部有类白色突起的种阜或具脱落后的瘢痕（图14d）。种皮薄脆，种仁白色或黄白色，富油质。气微，味辛。

【化学成分】含47%～50%的脂肪油，15%的蛋白质，还主要含有甾醇、二萜酯及游离的二萜醇、香豆素类及其他化合物。主要毒性成分为脂肪油等。

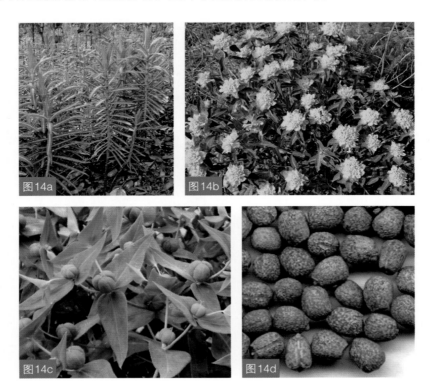

图14a　图14b　图14c　图14d

【**药理作用**】抗肿瘤作用；抗肿瘤多药耐药性作用；治疗晚期血吸虫病腹水；治疗毒蛇咬伤；致泻作用；治疗银屑病；美白作用。

【**毒副反应**】胃肠道刺激，中枢神经系统毒性，引起痉挛，致癌。

【**性味归经**】辛，温，有毒。归肝、肾、大肠经。

【**功能主治**】泻下逐水，破血消癥；外用疗癣蚀疣。用于二便不通，水肿，痰饮，积滞胀满，血瘀经闭；外治顽癣，赘疣。

【**用法用量**】1～2 g，去壳，去油用，多入丸、散服。外用适量，捣烂敷患处。

【**注意**】孕妇禁用。中毒主要表现为剧烈呕吐、腹痛、腹泻，头痛、头晕、烦躁不安、体温升高、出汗、心慌、血压下降。严重者可发生呼吸、循环衰竭。中毒救治方法：洗胃、服糖水或注射葡萄糖液；其他对症治疗。

【**贮藏**】置阴凉干燥处，防蛀。

川 乌

【**来源**】本品为毛茛科植物乌头 *Aconitum carmichaelii* Debx.的干燥母根。

【**生长环境与分布**】生于山地、丘陵、林缘。辽宁、山东、河南、江苏、浙江、安徽、广西、江西、四川有分布；四川有大量栽培。

【**植物形态**】多年生草本，高可达120 cm。块根常2个连生。茎直立。叶具柄，互生；叶片革质，卵圆形，宽5～12 cm或更宽，掌状三裂，深达基部，两侧裂片再2裂，中央裂片菱状楔形，上部再3浅裂，各裂片边缘有粗齿，上面暗绿色，下面灰绿色。总状花序狭长；花青紫色，盔瓣盔形，侧瓣近圆形，外被短毛；雄蕊多数（图15a、图15b）。菁葖果长圆形，无毛，长约2 cm。花期6～7月，果期7～8月。

【**采收**】6月下旬至8月上旬采挖，除去子根、须根及泥沙（图15c），晒干。

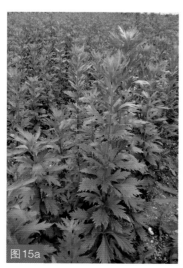
图15a

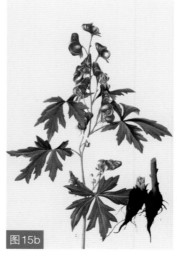
图15b

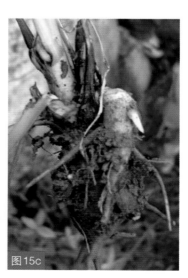
图15c

【药材性状】本品呈不规则的圆锥形，稍弯曲，顶端常有残茎，中部多向一侧膨大，长 2～7.5 cm，直径 1.2～2.5 cm。表面棕褐色或灰棕色，皱缩，有小瘤状侧根及子根脱离后的痕迹。质坚实，断面类白色或浅灰黄色，形成层环纹呈多角形（图 15d）。气微，味辛辣、麻舌。

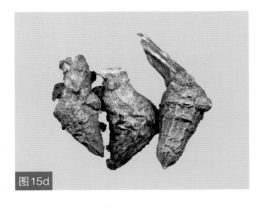

图 15d

【化学成分】含双酯型二萜类生物碱，包括乌头碱、次乌头碱、杰斯乌头碱、异翠雀碱等。还含黄酮类、甾体、糖苷类、无机元素等。主要毒性成分为双酯型生物碱类。

【药理作用】具有强心、抗心律失常、扩张外周血管、降压、镇痛和局麻、抗炎、降血糖、对免疫系统双向调节、抗肿瘤等作用。

【毒副反应】心脏毒性，神经系统毒性，消化系统毒性，泌尿系统毒性，呼吸系统毒性，生殖发育系统毒性，皮肤刺激性等。

【性味归经】辛、苦，热，有大毒。归心、肝、肾、脾经。

【功能主治】祛风除湿，温经止痛。用于风寒湿痹，关节疼痛，心腹冷痛，寒疝作痛及麻醉止痛。

【用法用量】一般炮制后用。

【注意】生品内服宜慎；孕妇禁用；不宜与半夏、瓜蒌、瓜蒌子、瓜蒌皮、天花粉、川贝母、浙贝母、平贝母、伊贝母、湖北贝母、白蔹、白及同用。中毒主要表现为：① 神经系统：口舌、四肢及全身麻木、头痛、头晕、精神恍惚、语言不清或小便失禁、抽搐等；② 循环系统：心悸气短、心律失常、血压下降、面色苍白、口唇发绀、四肢厥冷等；③ 消化系统：流涎、恶心、呕吐、腹痛、腹泻、肠鸣音亢进等。中毒救治方法：洗胃，催吐，补液；其他对症治疗。心电监测。

【贮藏】置通风干燥处，防蛀。

川楝子

【来源】本品为楝科植物川楝 *Melia toosendan* Sieb.et Zucc. 的干燥成熟果实。

【生长环境与分布】生于丘陵、平原或栽培。分布于甘肃、陕西、河南、湖南、湖北、云南、贵州、四川等地。

【植物形态】落叶乔木，高可达 10 m。树皮灰褐色，幼嫩部分密被星状鳞片。2 回羽状复叶；小叶有短柄；叶片长卵形，长 4～7 cm，宽 2～3 cm，先端渐尖，基部圆形，常偏斜，全缘或有疏小齿，幼时两面密被星状毛，后仅主脉及叶面有小疏毛。

花序腋生；花萼 5～6；花瓣 5～6，紫色或淡紫色；雄蕊为花瓣的 2 倍，花丝连合成筒状；子房上位，瓶状，6～8 室。核果近圆形或椭圆形，黄色或黄棕色；内果皮木质坚硬，通常有6～8棱。种子扁平,长椭圆形,黑色。花期3～4月,果期9～11月(图16a、图16b、图16c、图16d、图16e)。

【采收】冬季果实成熟时采收,除去杂质,干燥。

【药材性状】本品呈类球形,直径2～3.2 cm。表面金黄色至棕黄色,微有光泽,少数凹陷或皱缩,具深棕色小点。顶端有花柱残痕,基部凹陷,有果梗痕。外果皮革质,与果肉间常成空隙,果肉松软,淡黄色,遇水润湿显黏性。果核球形或卵圆形,质坚硬,两端平截,有6～8条纵棱,内分6～8室,每室含黑棕色长圆形的种子1粒(图16e、图16f)。气特异,味酸、苦。

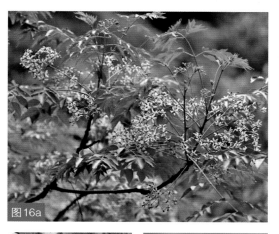

图16a

【化学成分】含三萜类(川楝素、异川楝素)、挥发油(亚麻酸乙酯、棕榈酸乙酯、亚麻酸、龙脑等)、黄酮类(大豆苷元、山奈酚、芦丁、槲皮素等)、脂肪酸、酚酸类和多糖等。主要毒性成分为川楝素等。

【药理作用】驱蛔杀虫、呼吸抑制、抗血栓、抗胃溃疡、利胆、抗菌、消炎、镇痛、抗病毒、抗肿瘤、抗氧化、抑制破骨细胞、神经肌肉接头传递阻断等作用。

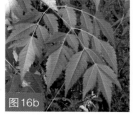

图16b

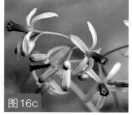

图16c

【毒副反应】肝、肾毒性,消化系统毒性,循环系统毒性,中枢神经系统毒性,导致肌无力症状,妊娠毒性,有累积毒性。

【性味归经】苦,寒,有小毒。归肝、小肠、膀胱经。

【功能主治】疏肝泄热,行气止痛,杀虫。用于肝郁化火,胸胁、脘腹胀痛,疝气疼痛,虫积腹痛。

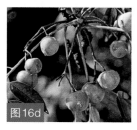

图16d

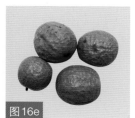

图16e

【用法用量】5～10 g。外用适量,研末调涂。

【注意】孕妇及肝肾功能不全者慎用;内服不宜过量。中毒主要表现:① 肝肾损伤,小便混浊、少尿、无尿、乏力等。② 头晕,头痛,嗜睡,烦躁,说话及吞咽困难。③ 恶心,呕吐,口渴,食欲不佳,腹痛,腹胀,腹泻。④ 内脏出血:呕血、吐血、便血等。中毒救治方法:洗胃、催吐,补液;其他对症治疗。

【贮藏】置通风干燥处,防蛀。

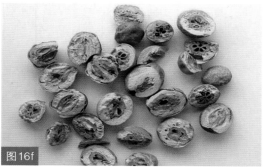

图16f

广防己

【来源】本品为马兜铃科植物广防己 *Aristolochia fangchi* Y.C.Wu ex L.D. Chou et S.M. Hwang 的干燥根。

【生长环境与分布】生于疏林中或栽培。分布于广东、广西、云南、贵州等地。

【植物形态】木质藤本。主根圆柱形。嫩枝有褐色茸毛。叶互生，薄革质或纸质，长圆形或卵状长圆形，长6～12 cm，宽3～4 cm，先端短尖，基部圆形，全缘，下面密被褐色柔毛；基出脉3条，与第二对侧脉相距较远，侧脉每边4～6条，网脉两面均凸起；叶柄被褐色茸毛。

总状花序，花1～3朵；花被下部呈管状，弯曲，上部喇叭状扩大，紫色，有黄色斑点及网脉，先端3浅裂；雄蕊6，贴生于花柱体周围；子房下位。蒴果椭圆形，具6棱。种子多数，卵状三角形，褐色。花期3～5月，果期7～9月（图17a、图17b、图17c、图17d、图17e）。

【采收】秋、冬二季采挖，洗净，切段，粗根纵切两瓣，晒干。

【药材性状】本品呈圆柱形或半圆柱形，略弯曲，长6～18 cm，直径1.5～4.5 cm。表面灰棕色，粗糙，有纵沟纹；除去粗皮的呈淡黄色，有刀刮的痕迹。体重，质坚实，不易折断，断面粉性，有灰棕色与类白色相间连续排列的放射状纹理（图17f、图17g）。无臭，味苦。

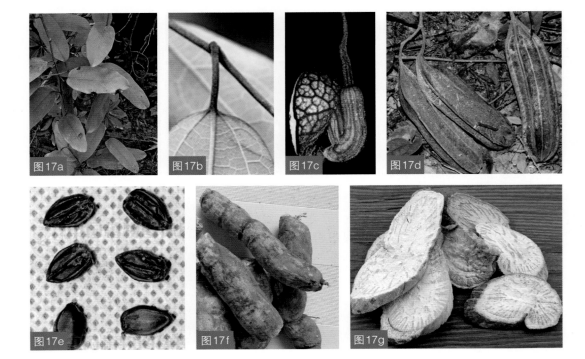

图17a　图17b　图17c　图17d

图17e　图17f　图17g

【化学成分】主要含有木兰碱、马兜铃酸-Ⅰ、马兜铃酸-Ⅱ、马兜铃内酰胺、尿囊素等；还含苯丙素酚类化合物、萜类等；还含有棕榈酸、硬脂酸、β-谷甾醇、果糖等。马兜铃酸类成分是广防己的主要有效成分，也是有毒成分。

【药理作用】具有抗肿瘤、抗菌、抗炎、镇痛、抗病毒、增强免疫、抗生育、扩张血管等作用。

【毒副反应】马兜铃酸可致严重的肾脏损伤，最终发展为肾功能衰竭。同时伴有对消化道或造血系统的中毒症状，如肝功能损害、甚至贫血和血小板减少等。可致基因突变并导致肿瘤的发生。

【性味归经】苦、辛，寒。归膀胱、肺经。

【功能主治】祛风止痛，清热利水。用于湿热身痛，风湿痹痛，下肢水肿，小便不利。

【用法用量】4.5～9 g。

【注意】本品可引起肾脏损害等不良反应；儿童及老年人慎用；孕妇、婴幼儿及肾功能不全者禁用。中毒主要表现：早期可出现烦渴，无力，夜尿增多，轻、中度高血压，贫血，轻度蛋白尿、氨基酸尿、尿酸盐尿、浮肿、血尿、蛋白尿、尿酶增高、无菌性白细胞尿、微量红细胞及尿酶异常，恶心呕吐，肝功能受损、视听功能下降、血小板数量减少，肾性糖尿等。中毒救治方法：马兜铃酸肾病目前还没有有效的临床治疗方案。应及时停药，对症治疗。

【贮藏】置干燥处，防霉，防蛀。

飞龙掌血

【来源】本品为芸香科植物飞龙掌血 *Toddalia asiatica* (Linnaeus) Lamarck 的干燥根。

【生长环境与分布】生于丛林中。分布于云南、贵州、广西等地。

【植物形态】木质藤本。枝及分枝常有下弯的皮刺，小枝被锈色短柔毛，有白色皮孔。三出复叶互生，具柄；小叶无柄，椭圆形、倒卵形、倒卵状披针形，边缘细锯齿，齿间及叶片均有透明腺点。

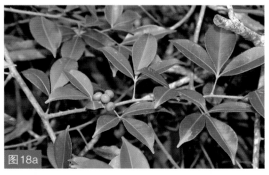

花单性，白色、黄色或青色；雄花序为伞房状圆锥花序，雌花序为聚伞圆锥花序；萼片、花瓣及雄蕊均4～5，萼片基部合生，花瓣镊合状排列；子房5室。核果近球形，熟时橙红或朱红色，具深色腺点，含胶液；种子肾形，褐黑色，脆骨质。花期春、夏，果期秋、冬（图18a、图18b、图18c、图18d）。

【采收】四季可采挖，切段，洗净，晾干。

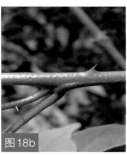
图18b

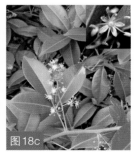
图18c

图18a

【药材性状】本品呈圆柱形,略弯曲,直径2～4 cm,有的根头部直径可达8 cm。表面深黄棕色至灰棕色,粗糙,具明显细纵纹及多数呈类圆形或长椭圆形稍凸的白色皮孔,有的可见横向裂纹,栓皮脱落处露出棕褐色或浅红棕色的皮部。质坚硬,不易折断,断面黄棕色(图18e)。气微,味辛、苦,有辛凉感。

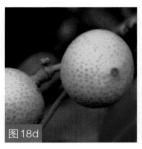
图18d

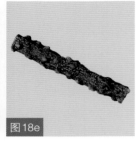
图18e

【化学成分】含香豆素类(呋喃香豆素、吡喃香豆素、双香豆素等)、生物碱类(白屈菜红碱、二氢白屈菜红碱等)、三萜类、黄酮类(橙皮素、橙皮苷、新橙皮苷等)、酚酸类(绿原酸、苯甲酸等)、木脂素类、甾类和脂肪酸等。主要毒性成分为白屈菜红碱。

【药理作用】抗肿瘤、抗炎、镇痛作用,对心肌缺血具有保护作用。

【毒副反应】白屈菜红碱具有神经肌肉毒;抑制心脏;引起流产;对胃肠道黏膜有刺激性;呼吸抑制。

【性味归经】辛、苦,微温。归脾、胃经。

【功能主治】祛风止痛,散瘀止血。用于风湿痹痛,胃痛,吐血,衄血,跌打损伤,刀伤出血,痛经,闭经等。

【用法用量】9～30 g。外用适量。

【注意】孕妇忌服。中毒主要表现为嗜睡、心搏骤停、血压下降、恶心、呕吐、面色苍白、抽搐等。中毒救治方法:催吐、洗胃、导泻、补液;其他对症治疗。

【贮藏】置干燥处。

马钱子

【来源】本品为马钱科植物马钱 *Strychnos nux-vomica* L. 的干燥成熟种子。

【生长环境与分布】生深山老林中,喜热带湿润性气候,怕霜冻。产于印度、缅甸、泰国、越南、老挝等国家。分布于我国台湾、福建、广东、海南、广西和云南等地。

【植物形态】乔木,高5～25 m。枝条幼时被微毛,老枝被毛脱落。叶片纸质,近圆形、宽椭圆形至卵形,长5～18 cm,宽4～13 cm,顶端短渐尖或急尖,基部圆形,有时浅心形,上面无毛;基出脉3～5条,具网状横脉;叶柄长5～12 mm(图19a)。

圆锥状聚伞花序腋生,长3～6 cm;花序梗和花梗被微毛;苞片小,被短柔毛;花5数;花萼裂片卵形,外面密被短柔毛;花冠绿白色,后变白色,长13 mm,花冠管比花冠裂片长,外面无毛,内面花冠管内壁基部被长柔毛,花冠裂片卵状披针形,长约3 mm;雄蕊着生于花冠管喉部,花药椭圆形,长1.7 mm,伸出花冠管喉部外,花丝极短;雌蕊长9.5～12 mm,子房卵形,无毛,花柱圆柱形,长达11 mm,无毛,柱头头状(图19b)。

浆果圆球状,直径2～4 cm,成熟时橘黄色,内有种子1～4颗;种子扁圆盘状,宽

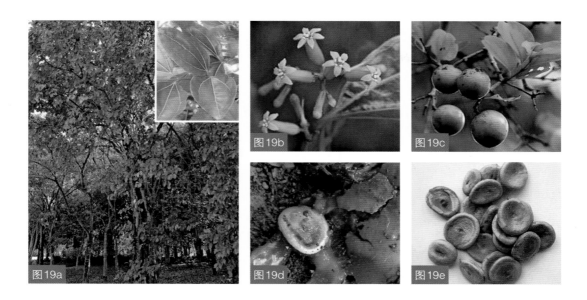

图19a 图19b 图19c 图19d 图19e

2～4 cm,表面灰黄色,密被银色绒毛(图19c、图19d、图19e)。花期春夏两季,果期8月至翌年1月。

【采收】冬季采收成熟果实,取出种子,晒干。

【药材性状】呈纽扣状圆板形,常一面隆起,一面稍凹下,直径1.5～3 cm,厚0.3～0.6 cm。表面密被灰棕或灰绿色绢状茸毛,自中间向四周呈辐射状排列,有丝样光泽。边缘稍隆起,较厚,有突起的珠孔,底面中心有突起的圆点状种脐(图19e)。质坚硬,平行剖面可见淡黄白色胚乳,角质状,子叶心形,叶脉5～7条。气微,味极苦。

【化学成分】主要含马钱子碱、士的宁、番木鳖碱、伪番木鳖碱、伪马钱子碱、番木鳖次碱等多种生物碱。马钱子碱和士的宁既是马钱子有效成分,也是其有毒成分。

【药理作用】中枢神经系统兴奋作用;镇痛作用;抗炎免疫作用;抗炎作用;抗肿瘤作用;胃黏膜保护作用;抗心律失常作用等。

【毒副反应】具有神经系统、免疫系统、消化系统、心血管系统及泌尿系统毒性作用。能使肝、肾、脑组织等损伤。

【性味归经】苦,温,有大毒。归肝、脾经。

【功能主治】通络止痛,散结消肿。用于跌打损伤,骨折肿痛,风湿顽痹,麻木瘫痪,痈疽疮毒,咽喉肿痛。

【用法用量】0.3～0.6 g,炮制后入丸、散用。

【注意】孕妇及体虚者忌服;不宜多服、久服及生用;运动员慎用;有毒成分能经皮肤吸收,外用不宜大面积涂敷。中毒主要表现为头痛,头晕,舌麻,口唇发紧,精神失常(好奇,醉酒感,恐惧感);或面肌呈苦笑状,双目凝视,易受外界声、光、风等刺激而抽搐痉挛,瞳孔散大等。中毒救治方法:首先将患者置于安静避光环境,以减少外界刺激;其次洗胃导泻等排出毒物,补液;其余对症治疗。

【贮藏】置干燥处。

马兜铃

【来源】本品为马兜铃科植物北马兜铃 *Aristolochia contorta* Bge. 或马兜铃 *Aristolochia debilis* Sieb.et Zucc. 的干燥成熟果实。

【生长环境与分布】北马兜铃，生于山野、林缘、溪流两岸、山坡灌丛中。分布于黑龙江、吉林、辽宁、河南、山西、山东等地。马兜铃，生于山野林下、林缘、路旁灌木丛中。分布于河南、山东、浙江、江苏、安徽、江西、湖北、四川、广西等地。

【植物形态】北马兜铃，多年生缠绕草本。植株无毛。茎细长，具纵沟。叶互生，心形、三角状心形或卵状心形，长4～12 cm，全缘，上面绿色，下面灰绿色，主脉7条，叶脉明显而隆起（图20a、图20b）。

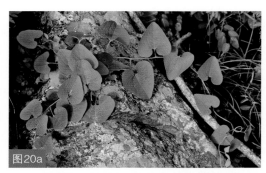

图20a

花数朵，簇生于叶腋。花序梗与花序轴极短；花梗长1～2 cm，无毛；小苞片卵形，长约1.5 cm，宽约1 cm；花被长约2.5 cm，基部膨大类球状，向上收狭窄呈长管，管长约1.5 cm；舌片卵状披针形，顶端长渐尖，黄绿色，具紫色网纹及纵脉（图20c）。雄蕊6；子房下位，6室；柱头膨大6裂，肉质。蒴果下垂，倒卵形，基部广楔形，顶端圆形而微凹。花期7～8月。果期9～10月。

马兜铃，多年生缠绕或匍匐状草本。根与根茎长圆柱形或扁圆柱形，外皮黄褐色。茎细长，上部有疏分枝。叶互生，叶柄细，稍弯曲；叶片长圆卵形、三角状长圆形或卵状披针形，长3～8 cm，宽2～5 cm，先端钝圆，中部以上渐狭窄，基部心形。

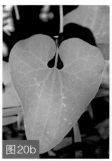

图20b

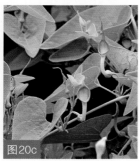

图20c

花较大，单生于叶腋，花梗细，长约1 cm；花被绿暗紫色，基部膨大似球形，中部收缩呈管状，略弯曲，上部花被片展开呈斜喇叭状，先端渐尖，内面有细柔毛，通常有纵纹5条直达尖端；雄蕊6，贴生花柱顶端，花药2室，外向纵裂；子房下位，圆球状，柱头短。蒴果球形或长圆形，长约4 cm，直径约3 cm，淡灰棕色，基部室间开裂，果柄6裂；种子三角形而扁平，边缘具白色膜质的宽翅，灰白色。花期7～8月，果期9～10月（图20d、图20e、图20f、图20g）。

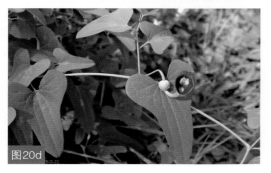

图20d

【采收】秋季果实由绿变黄时采收,干燥。

【药材性状】本品呈卵圆形,长3～7 cm,直径2～4 cm。表面黄绿色、灰绿色或棕褐色,有纵棱线12条,由棱线分出多数横向平行的细脉纹。顶端平钝,基部有细长果梗。果皮轻而脆,易裂为6瓣,果梗也分裂为6条。果皮内表面平滑而带光泽,有较密的横向脉纹(图20h)。果实分6室,每室种子多数,平叠整齐排列。种子扁平而薄,钝三角形或扇形,长6～10 mm,宽8～12 mm,边缘有翅,淡棕色(图20i)。气特异,味微苦。

【化学成分】含马兜铃酸类:马兜铃酸Ⅰ、马兜铃酸Ⅱ、马兜铃酸Ⅲ等;马兜铃内酰胺类:马兜铃内酰胺Ⅰ、马兜铃内酰胺Ⅱ等;酚酸类:丁香酸、香草酸、香豆酸,二十五烷酸、β-谷甾醇,胡萝卜苷等。主要毒性成分为马兜铃酸类。

【药理作用】具有抗肿瘤、抗菌、抗炎、镇痛、抗生育、扩张血管等作用。

【毒副反应】严重肾毒性,致突变性,致癌性,消化系统毒性,引起贫血和血小板减少。

【性味归经】苦,微寒。归肺、大肠经。

【功能主治】清肺降气,止咳平喘,清肠消痔。用于肺热咳喘,痰中带血,肠热痔血,痔疮肿痛。

【用法用量】3～9 g。

【注意】本品可引起肾脏损害等不良反应;儿童及老年人慎用;孕妇、婴幼儿及肾功能不全者禁用。中毒主要表现为烦渴,无力,恶心呕吐,夜尿增多,轻、中度高血压,贫血,蛋白尿,浮肿,血尿,白细胞尿,肝功能受损、视听功能下降,血小板数量减少,肾性糖尿等。中毒救治方法:马兜铃酸肾病目前还没有有效的临床治疗方案。应及时停药,对症治疗。

【贮藏】置干燥处。

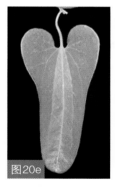
图20e

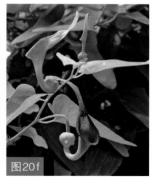
图20f

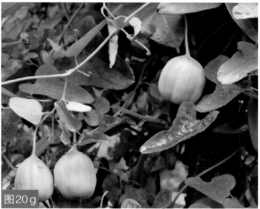
图20g

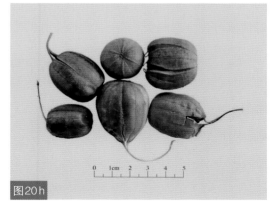
图20h

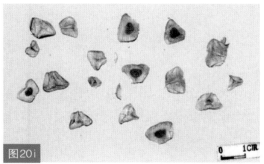
图20i

天仙子

【来源】本品为茄科植物莨菪 *Hyoscyamus niger* L. 的干燥成熟种子。

【生长环境与分布】生于山地、田野、村边、宅旁等。分布于我国大部分地区。

【植物形态】一年生或二年生草本。植株高达1 m，全株被黏性腺毛。一年生的茎较短，基部具有莲座状叶丛，长圆形，长4～10 cm，宽2～6 cm。基生叶长可达30 cm，宽10 cm，叶缘具粗牙齿或羽状浅裂；茎生叶卵形，无叶柄而基部半抱茎或宽楔形，叶缘羽状浅裂或深裂，向茎顶端的叶缘成浅波状，两面除被黏性腺毛外，沿叶脉并被有柔毛。

花单生于叶腋，在茎枝上端聚集成蝎尾状的穗状花序，常偏向一侧；花萼筒状钟形，5浅裂，裂片大小稍不等，结果时增大成壶状；花冠钟状，5浅裂，长约为花萼的一倍，黄色，脉纹紫堇色；雄蕊5，稍伸出花冠；子房近球形（图21a、图21b、图21c）。

蒴果包藏于宿存的花萼内，长卵圆状；种子类扁肾形，淡黄棕色（图21d、图21e）。花期5～7月，果期6～8月。

【采收】夏、秋二季果皮变黄色时，采摘果实，暴晒，打下种子，筛去果皮、枝梗、晒干。

【药材性状】本品呈类扁肾形或扁卵形，直径约1 mm。表面棕黄色或灰黄色，有细密的网纹，略尖的一端有点状种脐（图21e）。切面灰白色，油质，有胚乳，胚弯曲。气微，味微辛。

【化学成分】含生物碱类，如莨菪碱、东莨菪碱、阿托品等；含脂肪酸类，如亚油酸、油酸、α-亚麻酸等；还含有其他化学成分，如芦丁、香草酸、香豆素类及黄酮类化合物。主要毒性成分为生物碱类成分。

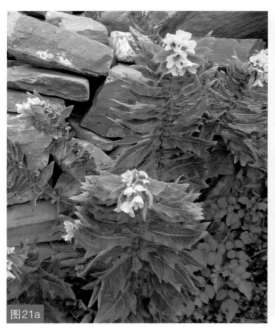

图21a

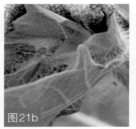

图21b

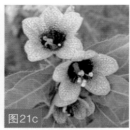

图21c

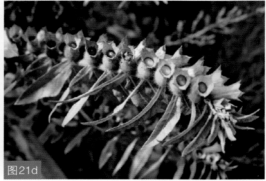

图21d

【**药理作用**】具有心血管抑制、抑制中枢神经系统、镇静、抗焦虑、抗惊厥、减轻脑损伤、改善脑功能、治疗吗啡成瘾、松弛平滑肌、抗肿瘤、抗炎、镇痛、抑制腺体的分泌、扩瞳、升高眼压、调节麻痹、对肺损伤有保护作用、免疫促进等作用。

【**毒副反应**】对中枢神经系统的抑制及导致胆碱能神经节后纤维麻痹。有报道给予妊娠期小鼠天仙子,可能对小鼠子代的大脑发育造成永久损伤。

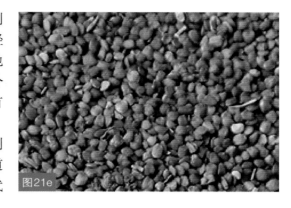

图21e

【**性味归经**】苦、辛,温,有大毒。归心、胃、肝经。

【**功能主治**】解痉止痛,安神定喘。用于胃脘挛疼痛,喘咳,癫狂。

【**用法用量**】0.06～0.6 g。内服,煎汤或入散剂;外用:研末调敷;煎水洗;或烧烟熏。

【**注意**】心脏病、心动过速、青光眼患者及孕妇忌服。中毒主要表现为口干、吞咽困难、声音嘶哑、皮肤和黏膜干燥潮红、头痛、发热、心动过速、瞳孔散大、视物模糊、排尿困难,或狂躁、眩晕、共济失调、反应迟钝、血压下降、呼吸衰竭等。中毒救治方法:催吐,洗胃,导泻,补液;其他对症治疗。

【**贮藏**】置通风干燥处。

天仙藤

【**来源**】本品为马兜铃科植物马兜铃 *Aristolochia debilis* Sieb.et Zucc.或北马兜铃 *Aristolochia contorta* Bge.的干燥地上部分。

【**生长环境与分布**】参见"马兜铃"项。

【**植物形态**】参见"马兜铃"项。

【**采收**】秋季采割,除去杂质,晒干。

【**药材性状**】本品茎呈细长圆柱形,略扭曲,直径1～3 mm;表面黄绿色或淡黄褐色,有纵棱及节,节间不等长;质脆,易折断,断面有数个大小不等的维管束。叶互生,多皱缩、破碎,完整叶片展平后呈三角状狭卵形或三角状宽卵形,基部心形,暗绿色或淡黄褐色,基生叶脉明显,叶柄细长(图22)。气清香,味淡。

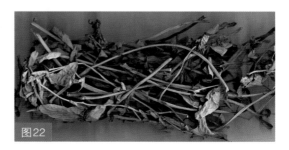

图22

【**化学成分**】含马兜铃酸D、木兰花碱等。主要毒性成分为马兜铃酸等。

【**药理作用**】有箭毒样作用;显著的神

经节阻断作用；有降低血压作用。

【毒副反应】肾脏毒性。

【性味归经】苦，温。归肝、脾、肾经。

【功能主治】行气活血，通络止痛。用于脘腹刺痛，风湿痹痛。

【用法用量】3～6 g。

【注意】本品含马兜铃酸，可引起肾脏损害等不良反应；儿童及老年人慎用；孕妇、婴幼儿及肾功能不全者禁用。其余参见"马兜铃"项。

【贮藏】置干燥处。

天花粉

【来源】本品为葫芦科植物栝楼 *Trichosanthes kirilowii* Maxim. 或双边栝楼 *Trichosanthes rosthornii* Harms 的干燥根。

【生长环境与分布】栝楼，生于山坡、林缘、草丛。全国大部分地区有分布。双边栝楼，生于海拔400～1 850 m的山坡疏林、路边灌丛。分布于陕西、甘肃、湖北、江西、安徽、云南、贵州、四川、广东、广西等地。

【植物形态】栝楼，多年生攀援草本。块根肥厚，圆柱状，灰黄色。茎多分枝，无毛，长达10余米，有纵棱槽；卷须2～5分枝。叶近圆形，长宽约8～15 cm，多为掌状3～7中裂或浅裂，少为不裂或深裂，裂片长圆形或长圆状披针形，先端锐尖，基部心形，边缘有较大的疏齿或缺刻状，表面散生微硬毛；叶柄长3～7 cm。

花单性，雌雄异株；雄花3～8朵，顶生总梗端，有时具单花；雌花单生；苞片宽卵形或倒卵形，边缘有齿；花萼5裂，裂片披针形，全缘；花冠白色，5深裂，裂片倒卵形，顶端和边缘分裂成流苏状；雄蕊5，花丝短，有毛；雌花子房下位，卵形，花柱3裂。花期7～8月（图23a、图23b）。果实卵圆形或近球形，长8～10 cm，直径5～7 cm，黄褐色，光滑（图23c）；种子多数，扁平，长椭圆形，长约1.5 cm。果期9～10月。

双边栝楼，与栝楼不同之处，茎疏被短柔毛。叶轮廓阔卵圆形至近圆形，3～7深裂，

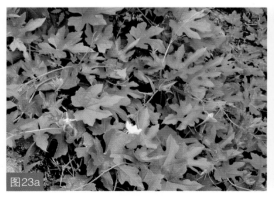

图23a

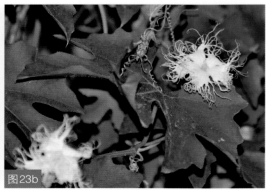

图23b

通常5深裂,几达基部,裂片披针形、线状披针形、倒披针形,边缘具短尖状细齿,叶面深绿色,疏被短硬毛,背面淡绿色,无毛;叶柄疏被微柔毛(图23e、图23f)。

果实椭圆形或球形,长8～16 cm,径7～10 cm,光滑无毛,熟时橙黄色(图23d);种子卵状椭圆形,扁平,褐色,具明显的棱线。果期8～10月。

【采收】秋、冬两季采挖,洗净,除去外皮,切段或纵剖成瓣,干燥。

【药材性状】本品呈不规则圆柱形、纺锤形或瓣块状,长8～16 cm,直径1.5～5.5 cm。表面黄白色或淡棕黄色,有纵皱纹、细根痕及略凹陷的横长皮孔,有的有黄棕色外皮残留。质坚实,断面白色或淡黄色,富粉性,横切面可见黄色木质部,略呈放射状排列,纵切面可见黄色条纹状木质部(图23g、图23h)。气微,味微苦。

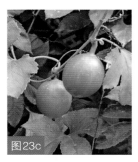
图23c

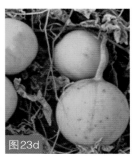
图23d

【化学成分】含多糖类、皂苷、蛋白质、氨基酸(天门冬氨酸、谷氨酸)、甾醇、脂肪酸、凝血素等。主要毒性成分为天花粉蛋白等。

【药理作用】具有中止妊娠及抗早孕、抗病毒、抗炎、抑菌、抗肿瘤、免疫刺激、降血糖、保护缺血再灌注神经元的损伤、清除自由基、凝血等作用。

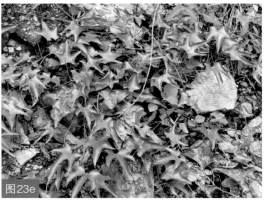
图23e

【毒副反应】收缩子宫,导致流产;注射致敏;大剂量天花粉对肾、肝、心脏有一定毒害作用。

【性味归经】甘、微苦,微寒。归肺、胃经。

【功能主治】清热生津,消肿排脓。用于热病烦渴,肺热燥咳,内热消渴,疮疡肿毒。

【用法用量】10～15 g。

【注意】孕妇慎用;不宜与川乌、制川乌、草乌、制草乌、附子同用。过敏体质、肝肾疾病或功能不良、出血性疾病、严重贫血、精神异常及有应用史者慎用。中毒主要表现为发热、头痛、恶心、呕吐、腹痛、腹泻、咽痛、关节酸痛、精神萎靡、心率加快等,也有皮疹、胸闷、哮喘、水肿、红斑、白细胞增高、肝脾肿大,甚至发生过敏性休克。中毒救治方法:洗胃,补液,对症治疗。

【贮藏】置干燥处,防蛀。

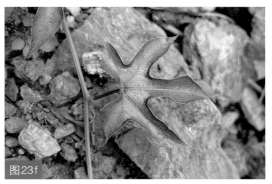
图23f

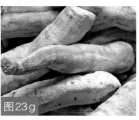
图23g

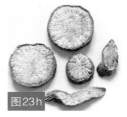
图23h

天南星

【来源】本品为天南星科植物天南星 *Arisaema erubescens*（Wall.）Schott、异叶天南星 *Arisaema heterophyllum* Bl. 或东北天南星 *Arisaema amurense* Maxim. 的干燥块茎。

【生长环境与分布】天南星，生于林下灌木丛中。分布于全国各省。异叶天南星，生于海拔低于 2 700 m 的林下、灌丛中阴湿处。分布于除西藏外的全国各地。东北天南星，生于林下、沟边阴湿地。分布于全国各地。

【植物形态】天南星，多年生草本。块茎扁球形。叶1枚；小叶片7～23，轮生于叶柄顶端；小叶片线性、披针形或倒披针形，顶端细丝状；叶柄长15～25 cm（图24a）。

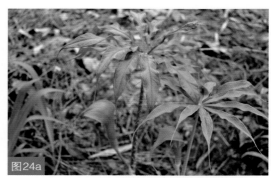

图24a

雌雄异株。花序柄比叶柄短，佛焰苞绿色或上部带紫色，管部圆筒形。肉穗花序，包于长筒内，附属器为棒状；雄花具短柄，雄蕊2～4；雌花的子房卵圆形。花序柄常下弯，有时为直立。浆果红色；种子球形（图24b、图24c）。花期5～8月，果期8～9月。

异叶天南星，多年生草本。块茎扁球形，直径2～6 cm。叶常只1片；叶柄圆柱形，长30～60 cm，叶片鸟足状分裂，裂片11～20，倒披针形或长圆形，长7～22 cm，宽2～6 cm，先端渐尖，基部楔形，全缘，中裂片无柄或具短柄，通常比侧裂片短小（图24d）。

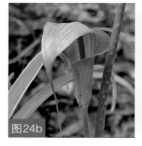

图24b

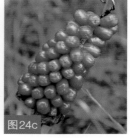

图24c

花序柄通常比叶柄短；佛焰苞管部长3～8 cm，边缘稍外卷；花序轴与佛焰苞分离；雌雄同株或异株，两性花序；附属器细长，长10～20 cm，绿白色，基部膨大（图24e）。浆果红色，种子1。花期4～5月，果期6～7月。

东北天南星，多年生草本。块茎近圆球形。叶1枚，小叶片5（幼叶3），形状变异较大，卵形、卵状椭圆形至宽倒卵形，先端尖基部楔形，全缘。

雌雄异株，花序柄短于叶柄；佛焰苞绿色或带紫色且具白色条纹。肉穗花序从叶鞘中伸出，附属器成棍棒状；雄花具柄，花

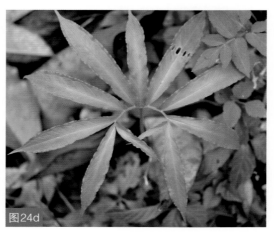

图24d

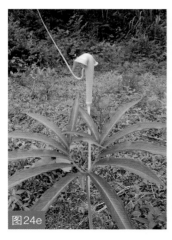
图24e

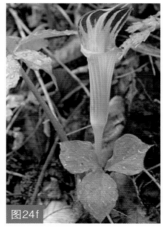
图24f

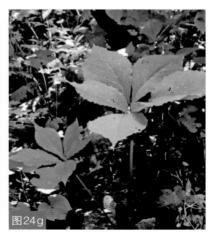
图24g

药2～3；雌花的子房成倒卵形（图24f、图24g）。浆果红色，种子卵形。花期5～7月，果期8～9月。

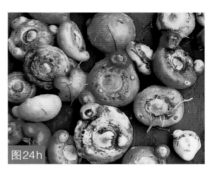
图24h

【采收】秋、冬两季茎叶枯萎时采挖，除去须根及外皮，干燥。

【药材性状】本品呈扁球形，高1～2 cm，直径1.5～6.5 cm。表面类白色或淡棕色，较光滑，顶端有凹陷的茎痕，周围有麻点状根痕，有的块茎周边有小扁球状侧芽。质坚硬，不易破碎，断面不平坦，白色，粉性（图24h、图24i）。气微辛，味麻辣。

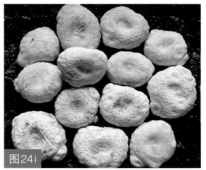
图24i

【化学成分】主要含有三萜皂苷、安息香酸、夏佛托苷、芹菜素等。此外尚含有脂肪酸、甾醇、挥发油、生物碱（如葫芦巴碱、秋水仙碱、胆碱、水苏碱、氯化胆碱等）、凝集素（如血液凝集素、淋巴凝集素、单核外源凝集素等）、氨基酸及无机元素等。

草酸钙针晶是天南星具有刺激性毒性作用的主要成分；亦认为生物碱或苷类成分为天南星的麻辣刺激性主要成分。

【药理作用】具有抗肿瘤、抗菌、祛痰、镇静、镇痛、抗惊厥、杀钉螺等作用。

【毒副反应】肝毒性；强烈的刺激性。

【性味归经】苦、辛，温，有毒。归肺、肝、脾经。

【功能主治】散结消肿。外用治痈肿，蛇虫咬伤。

【用法用量】制天南星用量为3～9 g。一般制后用，或入丸、散；外用生品适量，研末以醋或酒调敷。

【注意】孕妇慎用；生品内服宜慎。中毒主要表现为口腔、咽喉及皮肤黏膜强烈的刺激性。误食可致咽喉烧灼感、口舌麻木、黏膜糜烂、水肿、流涎、张口困难等，严重者窒息；

头晕心慌、四肢麻木；昏迷、窒息、呼吸停止；可能引起智力发育障碍等。中毒救治方法：催吐，洗胃，补液；其他对症治疗。

【贮藏】置通风干燥处，防霉，防蛀。

木鳖子

【来源】本品为葫芦科植物木鳖 *Momordica cochinchinensis*（Lour.）Spreng.的干燥成熟种子。

【生长环境与分布】常生于海拔450～1 100 m的山沟、林缘及路旁。分布于江苏、安徽、江西、福建、台湾、广东、广西、湖南、四川、贵州、云南和西藏。中南半岛和印度半岛也有。

【植物形态】粗壮大藤本，长达15 m。叶柄粗壮，长5～10 cm，初时被稀疏的黄褐色柔毛，后变近无毛；叶片卵状心形或宽卵状圆形，质稍硬，长、宽均10～20 cm，3～5中裂至深裂或不分裂，中间的裂片最大，倒卵形或长圆状披针形，长6～10（15）cm，宽3～6（9）cm，先端急尖或渐尖，有短尖头，边缘有波状小齿或稀近全缘，侧裂片较小，卵形或长圆状披针形，长3～7（11）cm，宽2～4（7）cm，基部心形，基部弯缺半圆形，深1.5～2 cm，宽2.5～3 cm，叶脉掌状。卷须颇粗壮，光滑无毛，不分歧。

雌雄异株。雄花：单生于叶腋或有时3～4朵着生在极短的总状花序轴上，花梗粗壮，近无毛，长3～5 cm，若单生时花梗长6～12 cm，顶端生一大型苞片；苞片无梗，兜状，圆肾形，长3～5 cm，宽5～8 cm，顶端微缺，全缘，有缘毛，基部稍凹陷，两面被短柔毛，内面稍粗糙；花萼筒漏斗状，裂片宽披针形或长圆形，长12～20 mm，宽6～8 mm，先端渐尖或急尖，有短柔毛；花冠黄色，裂片卵状长圆形，长5～6 cm，宽2～3 cm，先端急尖或渐尖，基部有齿状黄色腺体，腺体密被长柔毛，外面两枚稍大，内面3枚稍小，基部有黑斑；雄蕊3，2枚2室，1枚1室，药室1回折曲。雌花：单生于叶腋，花梗长5～10 cm，近中部生一苞片；苞片兜状，长、宽均为2 mm；花冠、花萼同雄花；子房卵状长圆形，长约1 cm，密生刺状毛。

果实卵球形，顶端有1短喙，基部近圆，长达12～15 cm，成熟时红色，肉质，密生长3～4 mm的具刺尖的突起。种子多数，卵形或方形，干后黑褐色，长26～28 mm，宽18～20 mm，厚5～6 mm，边缘有齿，两面稍拱起，具雕纹。花期6～8月，果期8～10月（图25a、图25b、图25c、图25d）。

【采收】冬季采收成熟果实，剖开，晒至半干，除去果肉，取出种子，干燥。

【药材性状】呈扁平圆板状，中间稍隆起或微凹陷，直径2～4 cm，厚约0.5 cm。表面灰棕色至黑

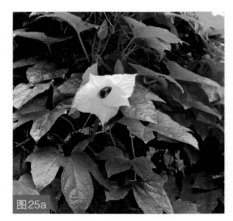

图25a

褐色,有网状花纹,在边缘较大的一个齿状突起上有浅黄色种脐。外种皮质硬而脆,内种皮灰绿色,绒毛样。子叶2,黄白色,富油性(图25d)。有特殊的油腻气,味苦。

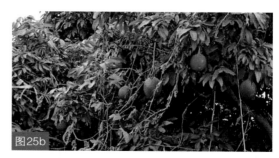
图25b

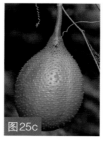
图25c

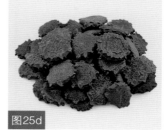
图25d

【化学成分】含脂肪及脂肪酸类,如饱和脂肪酸十五酸、十六酸等。含皂苷类,如木鳖子皂苷 Ⅰ、木鳖子皂苷 Ⅱ、木鳖子酸、齐墩果酸等。还含五环三萜、β-谷甾醇、蛋白质等。木鳖子素和木鳖子皂苷是其主要毒性成分。

【药理作用】抗肿瘤、兴奋呼吸、抑制十二指肠、抗炎、镇痛、抗病毒、抗菌杀螨、降压、溶血等作用。

【毒副反应】细胞毒性,肝、肾毒性,消化系统毒性,神经系统毒性。

【性味归经】苦、微甘,凉,有毒。归肝、脾、胃经。

【功能主治】散结消肿,攻毒疗疮。用于疮疡肿毒,乳痈,瘰疬,痔瘘,干癣,秃疮。

【用法用量】0.9~1.2 g。外用适量,研末,用油或醋调涂患处。

【注意】孕妇及体虚者忌服。中毒主要表现为消化道症状,如恶心、呕吐、腹痛、腹泻、便血等;也可出现神经系统症状,如头痛、头晕、耳鸣、烦躁不安,甚至意识障碍、休克等。中毒救治方法:催吐,洗胃,补液;对症治疗。

【贮藏】置干燥处。

长春花

【来源】本品为夹竹桃科植物长春花 *Catharanthus roseus* (L.) G. Don 的干燥全草。

【生长环境与分布】性喜高温、高湿、耐半阴,不耐严寒,最适宜温度为20℃~33℃,喜阳光,忌湿怕涝,一般土壤均可栽培。原产地中海沿岸、印度、热带美洲。中国主要在长江以南地区栽培,广东、广西、云南等省(自治区)栽培较为普遍。

【植物形态】半灌木,略有分枝,高达60 cm,全株无毛或仅有微毛;茎近方形,有条纹,灰绿色;节间长1~3.5 cm。叶膜质,倒卵状长圆形,长3~4 cm,宽1.5~2.5 cm,先端浑圆,有短尖头,基部广楔形至楔形,渐狭而成叶柄;叶脉在叶面扁平在叶背略隆起,侧脉约8对。

聚伞花序腋生或顶生,有花2~3朵;花萼5深裂,内面无腺体或腺体不明显,萼片披针形或钻状渐尖,长约3 mm;花冠白色、蓝色、粉色或红色,高脚碟状,花冠筒圆筒状,长约2.6 cm,内面具疏柔毛,喉部紧缩,具刚毛;花冠裂片宽倒卵形,长和宽约1.5 cm;

雄蕊着生于花冠筒的上半部,但花药隐藏于花喉之内,与柱头离生;子房和花盘与属的特征相同。

蓇葖双生,直立,平行或略叉开,长约2.5 cm,直径3 mm;外果皮厚纸质,有条纹,被柔毛;种子黑色,长圆状圆筒形,两端截形,具有颗粒状小瘤。花期、果期几乎全年(图26a、图26b、图26c)。

【采收】全年可采。洗净、切段,晒干备用或鲜用。

【药材性状】全草长30~50 cm。主根圆锥形,略弯曲。茎枝绿色或红褐色,类圆柱形,有棱,折断面纤维性,髓部中空。叶对生,皱缩,展平后呈倒卵形或长圆形,长3~6 cm,宽1.5~2.5 cm,先端钝圆,具短尖,基部楔形,深绿色或绿褐色,羽状脉明显;叶柄甚短。枝端或叶腋有花,花冠高脚碟形,长约3 cm,淡红色或紫红色(图26d)。气微,味微甘、苦。

【化学成分】主要含有吲哚类生物碱,如长春碱、长春新碱、派利文碱、长春花碱、四氢蛇根碱、异长春碱等。又含肌醇、琥珀酸、黄酮类化合物、断马钱子酸和四乙酰断马钱子苷等。长春花主要毒性成分为长春碱和长春新碱等。

【药理作用】具有抗肿瘤、降血压、降血糖、利尿等作用。

【毒副反应】引起白细胞下降;对骨髓及淋巴组织有抑制作用;精子形成障碍;消化系统毒性;神经系统毒性;肝毒性;静脉刺激性。

【性味归经】微苦,凉,有毒。归肝、肾经。

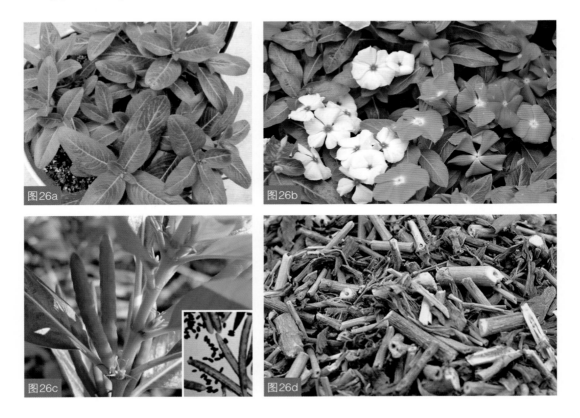

图26a

图26b

图26c

图26d

【功能主治】凉血降压,镇静安神。用于高血压、火烫伤、恶性淋巴瘤、绒毛膜上皮癌、单核细胞性白血病。

【用法用量】内服:煎汤,5～10 g。

【注意】不可作肌内、皮下或鞘内注射。中毒主要表现为:食欲减退,恶心、呕吐,腹痛、腹泻、口腔炎,头痛,指、趾尖端麻木,感觉异常,全身乏力,腱反射消失,四肢疼痛,肌肉震颤,血红蛋白、白细胞、血小板下降,精神萎靡,眼睑下垂,精子形成障碍,血压下降,失眠、脱发等;静脉注射可致血栓性静脉炎。中毒救治方法:洗胃,催吐,导泻,补液;服通用解毒剂;对症治疗。

【贮藏】避光储存。

乌桕根皮

【来源】本品为大戟科植物乌桕 *Sapium sebiferum* (L.) Roxb. 的根皮和树皮。

【生长环境与分布】生于旷野、塘边或疏林中。主要分布于我国黄河以南各省区,北达陕西、甘肃。日本、越南、印度也有;此外,欧洲、美洲和非洲亦有栽培。

【植物形态】落叶乔木,高达 15 m,具白色乳汁。树皮暗灰色,有纵裂纹。

叶互生;叶柄长 2.5～6 cm,顶端有 2 腺体;叶片纸质,菱形至宽菱状卵形,长和宽约 3～9 cm,先端微凸尖到渐尖,基部宽楔形,下面初时粉白,后渐成黄绿色,秋季变红色;侧脉 5～10 对。

穗状花序顶生,长 6～12 cm;花单性,雌雄同序,无花瓣及花盘;最初全为雄花,随后有 1～4 朵雌花生于花序基部;雄花小,10～15 朵簇生一苞片腋内,苞片菱状卵形,先端渐尖,近基部两侧各有 1 枚腺体,萼杯状,3 浅裂,雄蕊 2,稀 3,花丝分裂;雌花具梗,长 2～4 mm,着生处两侧各有近肾形腺体 1,苞片 3,菱状卵形,花萼 3 深裂,子房光滑,3 室,花柱基部合生,柱头外卷。

蒴果椭圆状球形,直径 1～1.5 cm,成熟时褐色,室背开裂为 3 瓣,每瓣有种子 1 颗;种子近球形,黑色,外被白蜡。花期 4～7 月,果期 10～12 月(图27a、图27b、图27c、图27d)。

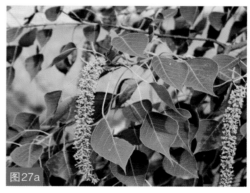

图27a

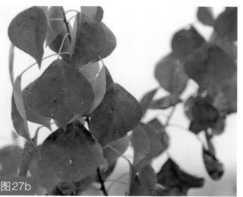

图27b

【采收】10月至次年2月挖根,取根皮洗净,晒干。

【药材性状】呈不规则块片或卷成半筒

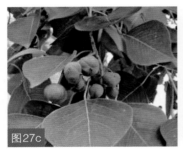
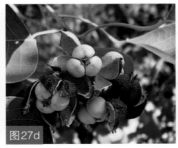
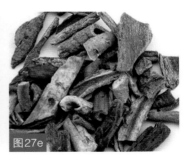

图27c　　　　　图27d　　　　　图27e

状。外表面土黄色，有纵横纹理，并有横长皮孔；内表面较平滑，淡黄色，微有纵纹。折断面粗糙（图27e）。

【化学成分】根含白蒿香豆精、东莨菪素。根皮含花椒油素、鞣花酸。树皮含莫雷亭酮、莫雷亭醇及3-表莫雷亭醇、3，3'-甲基并没食子酸。茎皮含6，7，8-三甲氧基香豆精、莫雷亭酮、莫雷亭醇等。

【药理作用】泻下作用，杀虫作用。

【毒副反应】消化系统毒性。

【性味归经】苦，微温，有毒。归脾、肾、大肠经。

【功能主治】泻下逐水，消肿解毒。用于水肿、臌胀、癥瘕积聚、二便不通、毒蛇咬伤、疥癣、疔毒。

【用法用量】内服：煎汤，9～12 g；或入丸、散。外用：适量，煎水洗或研末调敷。

【注意】体虚者忌服，孕妇及溃疡病、胃炎患者忌服。中毒主要表现为胃肠道症状，如恶心、呕吐、腹痛、腹泻等，或有四肢、口唇发麻，面色苍白，心慌，胸紧，严重咳嗽等。中毒救治方法：对症治疗。

【贮藏】置阴凉干燥处。

火麻仁

【来源】本品为桑科植物大麻*Cannabis sativa* L.的干燥成熟果实。

【生长环境与分布】原产不丹、印度和中亚细亚，现各国均有野生或栽培。我国各地也有栽培或沦为野生。新疆常见野生。

【植物形态】一年生直立草本，高1～3 m，枝具纵沟槽，密生灰白色贴伏毛。

叶掌状全裂，裂片披针形或线状披针形，长7～15 cm，中裂片最长，宽0.5～2 cm，先端渐尖，基部狭楔形，表面深绿，微被糙毛，背面幼时密被灰白色贴状毛后变无毛，边缘具向内弯的粗锯齿，中脉及侧脉在表面微下陷，背面隆起；叶柄长3～15 cm，密被灰白色贴伏毛；托叶线形。

雄花序长达25 cm；花黄绿色，花被5，膜质，外面被细伏贴毛，雄蕊5，花丝极短，花药长圆形；小花柄长约2～4 mm；雌花绿色；花被1，紧包子房，略被小毛；子房近球形，外面包于苞片。

瘦果为宿存黄褐色苞片所包,果皮坚脆,表面具细网纹。花期5～6月,果期为7月(图28a、图28b)。

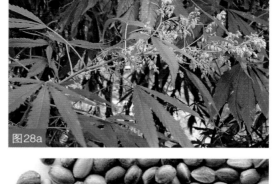

图28a

【采收】秋季果实成熟时采收,除去杂质,晒干。

【药材性状】呈卵圆形,长4～5.5 mm,直径2.5～4 mm。表面灰绿色或灰黄色,有微细的白色或棕色网纹,两边有棱,顶端略尖,基部有1圆形果梗痕。果皮薄而脆,易破。种皮绿色,子叶2,乳白色,富油性(图28b)。气微,味淡。

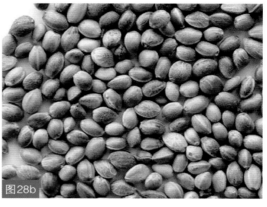

图28b

【化学成分】种子含胡芦巴碱、异亮氨酸甜菜碱、麻仁球朊酶、亚麻酸、亚油酸、油酸等。火麻仁含有一定量的毒蕈碱和大麻素等,可能是引起毒性反应的成分。

【药理作用】抗溃疡作用;润肠通便作用;抗衰老作用;镇痛、抗炎作用,降压作用。

【毒副反应】对消化系统及神经系统有一定影响。

【性味归经】甘,平。归脾、胃、大肠经。

【功能主治】润燥滑肠,利水通淋,活血。可用于肠燥便秘,风痹,消渴,风水,热淋,痢疾,月经不调,疮癣,丹毒等。

【用法用量】内服:煎汤,10～15 g;或入丸、散。外用:适量,捣敷或煎水洗。

【注意】脾胃虚弱便溏者,孕妇及肾虚阳痿、遗精者慎用;长期或超剂量使用易致中毒。中毒主要表现为恶心、呕吐、腹泻、头晕、四肢麻木、烦躁不安,重者可发生精神错乱,手舞足蹈,失去定向力。瞳孔散大,血压下降,昏睡以至昏迷、抽搐等。中毒救治方法:对症治疗。

【贮藏】置阴凉干燥处,防热,防蛀。

巴 豆

【来源】本品为大戟科植物巴豆*Croton tiglium* L.的干燥成熟果实。

【生长环境与分布】生于山谷、林缘、溪旁或密林中,多为栽培。主要分布于浙江、江苏、福建、台湾、湖南、湖北、广东、广西、云南、贵州、四川等地。

【植物形态】小乔木或灌木状,幼枝绿色,被稀疏的星状毛。叶卵形至矩圆状卵形,先端渐尖,长5～13 cm,宽2.5～6 cm;具细齿,或近全缘,老叶无毛或近无毛;基出脉3～5,侧脉3～4对,基部两侧叶脉有腺体;叶柄长2～6 cm。

花小,单性,雌雄同株;总状花序顶生,长8～14 cm,雄花在上,雌花在下;萼片5;雄花无退化子房;雄花多数,花丝在芽内弯曲;花盘腺体与萼片对生;雌花无花瓣,子房3室,密被星状毛,每室1胚珠。

蒴果矩圆状,有3钝角。种子长卵形,3枚,淡黄褐色。花期3～5月,果期6～7月(图29a、图29b、图29c)。

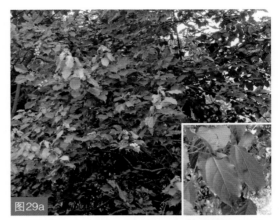

图29a

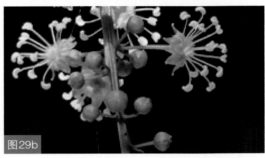

图29b

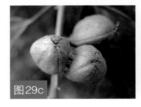

图29c

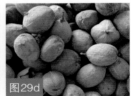

图29d

【采收】秋季果实成熟时采收,堆置2～3天,摊开,干燥。

【药材性状】本品呈卵圆形(图29d),一般具三棱,长1.8～2.2 cm,直径1.4～2 cm。表面灰黄色或稍深,粗糙,有纵线6条,顶端平截,基部有果梗痕。破开果壳,可见3室,每室含种子1粒。种子呈略扁的椭圆形,长1.2～1.5 cm,直径0.7～0.9 cm,表面棕色或灰棕色,一端有小点状的种脐和种阜的瘢痕,另端有微凹的合点,其间有隆起的种脊;外种皮薄而脆,内种皮呈白色薄膜;种仁黄白色,油质。气微,味辛辣。

【化学成分】主要含脂肪类,如巴豆油34%～57%;含二萜及其酯类;含生物碱类,如巴豆苷、异鸟嘌呤、木兰花碱;含植物蛋白类,如巴豆毒素蛋白质等。主要毒性成分为巴豆油、巴豆苷、生物碱、毒性蛋白等。

【药理作用】致泻、止泻、抗肿瘤、增加离体豚鼠胆囊肌层张力、抗病原微生物等作用。

【毒副反应】引起炎症反应,具有刺激性、致癌性,抑制蛋白质合成和遗传损伤,溶血作用,肾毒性;引起急性皮炎。

【性味归经】辛,热,有大毒。归胃、大肠经。

【功能主治】外用蚀疮。用于恶疮疥癣,疣痣。

【用法用量】巴豆霜:0.1～0.3 g。生巴豆外用适量,研末涂患处,或捣烂以纱布包擦患处。

【注意】孕妇禁用;不宜与牵牛子同用。中毒主要表现:咽喉肿痛、眩晕、呕吐、口腔及食道灼感,上腹部剧痛,肠绞痛,米汤样大便或血便,呕血;现少尿或无尿,尿中出现蛋白、红细胞、白细胞及管型;四肢厥冷,呼吸困难,体温及血压下降,休克等。皮肤接触可出现脓疱状皮疹，并有烧灼感。入眼可致结膜、角膜发炎而肿痛流泪。中毒救治方法：洗胃、服糖水或注射葡萄糖液。

【贮藏】置阴凉干燥处。

甘　遂

【来源】本品为大戟科植物甘遂 *Euphorbia kansui* T. N. Liou ex T. P. Wang 的干燥块根。

【生长环境与分布】生于山沟荒地。分布陕西、河南、山西、甘肃、河北等地。主产陕西、山东、甘肃、河南等地。

【植物形态】多年生肉质草本，高25～40 cm，全草含乳汁。根细长而微弯曲，部分呈连珠状或棒状，亦有呈长椭圆形者，外皮棕褐色。茎直立，淡紫红色。单叶互生，狭枝针形或线状披针形，长3～5 cm，宽6～10 mm，先端钝，基部阔楔形，全缘；无柄或具短柄。

杯状聚伞花序成聚伞状排列，通常5～9枝簇生于茎端，基部轮生叶状苞片多枚；有时从茎上部叶腋抽生1花枝，每枝顶端再生出1～2回聚伞式3分枝；苞叶2，三角状卵形，对生；萼状总苞先端4裂，腺体4枚：花单性，无花被；雄花多数和雌花1枚生于同一总苞中；雄花仅有雄蕊1；雌花位于花序中央，雌蕊1，子房三角卵形，3室，花柱3，柱头2裂。蒴果三棱状球形；种子卵形，棕色。花期6～9月（图30a、图30b、图30c）。

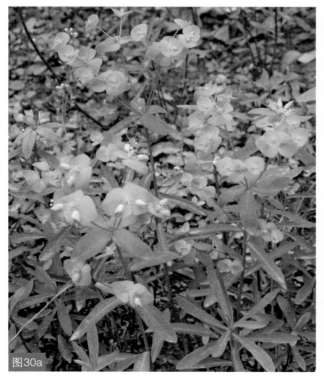

图30a

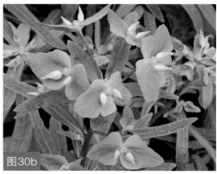

图30b

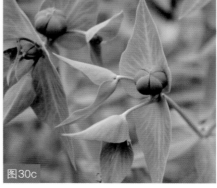

图30c

【采收】春季开花前或秋末茎叶枯萎后采挖,撞去外皮,晒干。

【药材性状】干燥根呈连珠状纺锤形、长椭圆形,长3～9 cm,直径0.6～1.5 cm;亦有细长呈不规则的棒状者,略弯曲或扭曲,长3～10 cm,直径2～5 cm。表面白色或浅黄白色,常残留少数淡黄色的须根或未去净的赤褐色栓皮。质轻,易折断,断面粉性,皮部白色,约占半径的1/2,本部浅黄色(图30d)。气微,味微甘而有持久的刺激性。

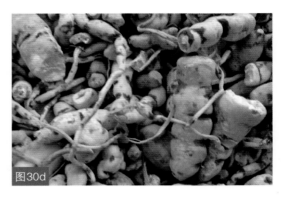
图30d

【化学成分】含三萜类成分,如γ-大戟醇、α-大戟脑、甘遂醇等。含二萜类成分,如甘遂萜酯A、B、C等。还含β-谷甾醇、棕榈酸、柠檬酸、草酸、异东莨菪素、维生素B_1、蔗糖、淀粉、鞣质、树脂等。主要毒性成分是二萜类成分。

【药理作用】具有泻下、利尿、镇痛、抗生育、抗肿瘤、免疫抑制、抗白血病、抗病毒等作用。

【毒副反应】对黏膜有较强的刺激作用;凝集、溶解红细胞及麻痹呼吸和血管运动中枢作用;心、肝、肾毒性;胚胎毒性;有促癌等作用。

【性味归经】苦,甘,寒,有毒。入脾、肺、肾经。

【功能主治】泻水逐饮,消肿散结。用于水肿胀满,胸腹积水,痰饮积聚,气逆咳喘,二便不利,风痰癫痫,痈肿疮毒。

【用法用量】内服煎汤,1.5～3 g。

【注意】气虚、阴伤、脾胃衰弱者及孕妇忌服。不宜与甘草同用。中毒主要表现为:① 口服中毒:恶心、呕吐、腹泻、腹痛、头晕、肌无力、心悸、血压下降、呼吸困难、发绀、体温下降等。② 外用中毒:皮肤黏膜刺激症状。

中毒救治方法:催吐,洗胃,补液;其他对症治疗。

【贮藏】置通风干燥处,防蛀。

艾　叶

【来源】本品为菊科植物艾 *Artemisia argyi* Lévl. et Vant. 的干燥叶。

【生长环境与分布】生于低海拔至中海拔地区的荒地、路旁河边及山坡等地。主产于湖北、四川、安徽、河北、山东等地;以湖北荆州产者为佳,称为"荆艾"。

【植物形态】多年生草本或稍亚灌木状,植株有浓香。茎单生或少数短分枝,高80～150 cm,有明显纵棱,褐色或灰黄褐色,基部稍木质化,上部草质,枝长3～5 cm;茎、枝被灰色蛛丝状柔毛。

叶上面被灰白色柔毛,兼有白色腺点与小凹点,下面密被白色蛛丝状线毛;基生叶具长柄;茎下部叶近圆形或宽卵形,羽状深裂,每侧裂片2～3,裂片有2～3小裂齿,

干后下面主、侧脉常深褐色或锈色,叶柄长
0.5～0.8 cm;中部叶卵形、三角状卵形或近菱
形,长5～8 cm,一(两)回羽状深裂或半裂,每侧
裂片2～3,裂片卵形、卵状披针形或披针形,宽
2～3(4)mm,干后主脉和侧脉深褐色或锈色,叶
柄长0.2～0.5 cm;上部叶与苞片叶羽状半裂、浅
裂、3深裂或不裂(图31a、图31b、图31c)。

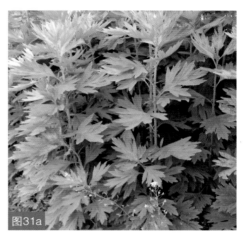

　　头状花序椭圆形,直径2.5～3(3.5)mm,排
成穗状花序或复穗状花序,在茎上常组成尖塔形
窄圆锥花序;总苞片3～4层,覆瓦状排列,背面
密被灰白色蛛丝状绵毛,边缘膜质;雌花6～10
朵,花冠狭管状,檐部具2裂齿,紫色,花柱细长,
伸出花冠外甚长,先端2叉;两性花8～12朵,花
冠管状或高脚杯状,外有腺点,檐部紫色,花柱与
花冠近等长或略长于花冠,先端2叉,花后向外
弯曲,叉端截形,并有睫毛(图31d)。瘦果长卵
圆形或长圆形。花果期7～10月。

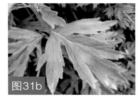

　　【采收】夏季花未开时采摘,除去杂质,晒干。

　　【药材性状】本品多皱缩、破碎,有短柄。完
整叶片展平后呈卵状椭圆形,羽状深裂,裂片椭
圆状披针形,边缘有不规则的粗锯齿;上表面灰
绿色或深黄绿色,有稀疏的短绵毛,密布白色腺
点;下表面密生灰白色绒毛(图31e)。质柔软,
气清香,味苦。

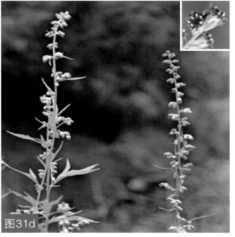

　　【化学成分】主要含有挥发油和黄酮类。挥
发油包括单萜类、倍半萜类及其衍生物等。黄酮
类主要有柚皮素、槲皮素、山柰酚、木犀草素、芹
菜素等。此外,还含有三萜类、鞣质类、甾醇类、
多糖类、蛋白质、脂肪、氨基酸、维生素、生物碱、
皂苷等成分。

　　挥发油既是艾叶的有效成分,也是其毒性成
分,关键在于剂量的不同。

　　【药理作用】具有抗菌、抗病毒、镇咳祛痰、
止血、抗过敏作用;另外具有解热镇痛、镇静、
利胆、增强免疫、兴奋子宫作用和抗癌等药理
作用。

　　【毒副反应】具有皮肤刺激性;中枢神经系

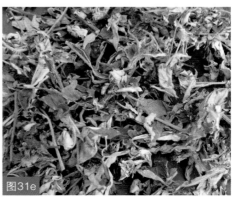

统和心血管系统毒性。

【性味归经】辛、苦，温，有小毒。归肝、脾、肾经。

【功能主治】温经止血，散寒止痛；外用祛湿止痒。用于吐血，衄血，崩漏，月经过多，胎漏下血，少腹冷痛，经寒不调，宫冷不孕；外治皮肤瘙痒。醋艾炭温经止血，用于虚寒性出血。

【用法用量】3～9 g。外用适量，供灸治或熏洗用。温经止血宜炒炭用。

【注意】不宜大量服用。一般服用20～30 g可引起中毒。中毒主要表现为急性肠胃炎、中毒性黄疸和肝炎、子宫出血等。中毒救治方法：催吐，导泻；对症治疗：如出现痉挛，服用地西泮等抗惊厥药物；出现腹泻，给予阿托品；保肝，给予联苯双酯等药物。

【贮藏】置阴凉干燥处。

石菖蒲

【来源】本品为天南星科植物石菖蒲 *Acorus tatarinowii* Schott 的干燥根茎。

【生长环境与分布】生于山沟、溪涧潮湿的岩石间；分布于长江流域及其以南各省，主产于四川、浙江、江苏等地。

【植物形态】多年生草本。根茎横卧，芳香，粗5～8 mm，外皮黄褐色，节间长3～5 mm，根肉质，具多数须根，根茎上部分枝甚密，因而植株成丛生状，常被纤维状宿存叶基。

叶片薄，线形，长20～30(50) cm，基部对折，中部以上平展，宽7～13 mm，先端渐狭，基部两侧膜质，叶鞘宽可达5 mm，上延几达叶片中部，暗绿色，无中脉，平行脉多数，稍隆起。

花序柄腋生，长4～15 cm，三棱形。叶状佛焰苞长13～25 cm，为肉穗花序长的2～5倍或更长，稀近等长；肉穗花序圆柱状，长2.5～8.5 cm，粗4～7 mm，上部渐尖，直立或稍弯，花白色。成熟果穗长7～8 cm，粗可达1 cm；幼果绿色，成熟时黄绿色或黄白色。花、果期2～6月（图32a、图32b）。

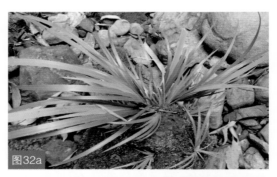

图32a

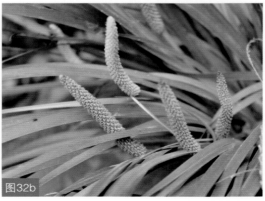

图32b

【药材性状】根茎呈扁圆柱形，稍弯曲，常有分枝，长3～20 cm，直径0.3～1 cm。表面棕褐色、棕红色或灰黄色，粗糙，多环节，节间长2～8 mm；上侧有略呈扁三角形的叶痕，左右交互排列，下侧有圆点状根痕，

节部有时残留有毛鳞状叶基(图32c)。质
硬脆,折断面纤维性,类白色或微红色;横
切面内皮层环明显,可见多数维管束小点
及棕色油点。气芳香,味苦、微辛。

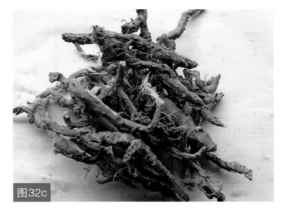
图32c

【化学成分】根茎和叶中均含挥发油
及糖类、有机酸、氨基酸等。挥发油主要成
分为β-细辛醚、α-细辛醚;其次为石竹烯、
α-葎草烯、石菖醚等。挥发油(α-细辛醚
等)为石菖蒲有效成分及毒性成分。

【药理作用】镇静作用;能延长戊巴比
妥钠的睡眠时间;抗惊厥作用;治疗癫痫;扩张冠状血管作用;缓解肠管平滑肌痉挛;神
经元保护作用;抑制吗啡戒断症状;增强肠蠕动;促进胆汁分泌。此外,还有平喘、镇咳、
降温、杀菌、杀虫、利尿和抗癌等作用。

【毒副反应】兴奋脊髓;致突变作用。

【性味归经】辛、苦,温。归心、胃经。

【功能主治】开窍豁痰,醒神益智,化湿开胃。用于神昏癫痫,健忘失眠,耳鸣耳聋,脘
痞不饥,噤口下痢。

【用法用量】3～10 g。外用适量,鲜品捣烂外敷。

【注意】阴虚阳亢,烦躁多汗,咳嗽,吐血,精滑者慎服;孕妇忌用。中毒主要表现为
兴奋脊髓神经,导致抽搐,严重者可死于强直性惊厥。中毒救治方法:早期催吐、洗胃、导
泻;其余对症治疗。

【贮藏】置阴凉干燥处,防霉。

北豆根

【来源】本品为防己科植物蝙蝠葛 *Menispermum dauricum* DC. 的干燥根茎。

【生长环境与分布】常生于路边灌丛或疏林中。分布于于东北部、北部和东部,湖北
(保康)也有发现。日本、朝鲜和俄罗斯西伯利亚南部也有。

【植物形态】草质、落叶藤本,根状茎褐色,垂直生,茎自位于近顶部的侧芽生出,
一年生茎纤细,有条纹,无毛。叶纸质或近膜质,轮廓通常为心状扁圆形,长和宽均约
3～12 cm,边缘有3～9角或3～9裂,很少近全缘,基部心形至近截平,两面无毛,下面
有白粉;掌状脉9～12条,其中向基部伸展的3～5条很纤细,均在背面凸起;叶柄长
3～10 cm或稍长,有条纹。

圆锥花序单生或有时双生,有细长的总梗,有花数朵至20余朵,花密集成稍疏散,
花梗纤细,长5～10 mm;雄花:萼片4～8,膜质,绿黄色,倒披针形至倒卵状椭圆形,
长1.4～3.5 mm,自外至内渐大;花瓣6～8或多至9～12片,肉质,凹成兜状,有短爪,长

1.5～2.5 mm；雄蕊通常12，有时稍多或较少，长1.5～3 mm；雌花：退化雄蕊6～12，长约1 mm，雌蕊群具长约0.5～1 mm的柄。

核果紫黑色；果核宽约10 mm，高约8 mm，基部弯缺深约3 mm。花期6～7月，果期8～9月（图33a、图33b、图33c）。

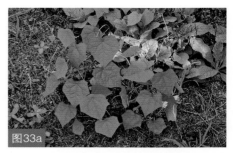
图33a

【采收】春、秋二季采挖，除去须根和泥沙，干燥。

【药材性状】本品呈细长圆柱形，弯曲，有分枝，长可达50 cm，直径0.3～0.8 cm。表面黄棕色至暗棕色，多有弯曲的细根，并可见突起的根痕和纵皱纹，外皮易剥落。质韧，不易折断，断面不整齐，纤维细，木部淡黄色，呈放射状排列，中心有髓。气微，味苦（图33d、图33e）。

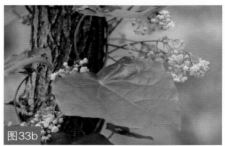
图33b

【化学成分】含生物碱类，如双苄基四氢异喹啉类、吗啡烷类、氧化异阿朴啡类、原小檗碱类衍生物等。还含有挥发性成分、多糖、醌类、强心苷类、内酯、皂苷、鞣质、蛋白质、树脂及多种微量元素。其中，生物碱类既是有效成分，也是毒性成分。

【药理作用】降压；抗心律失常；抗心肌缺血；保护缺血性脑损伤；抗粥样动脉硬化；镇咳；平喘；抗血栓形成和抗血小板聚集；抗肿瘤；免疫调节；抑菌；抗炎；镇痛。

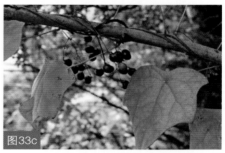
图33c

【毒副反应】肝、肾毒性；心血管、呼吸、神经等多系统毒性作用。

【性味归经】苦，寒，小毒。归肺、胃、大肠经。

【功能主治】清热解毒，祛风止痛。用于咽喉肿痛，热毒泻痢，风湿痹痛。

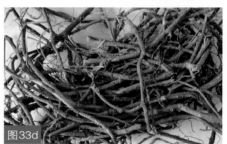
图33d

【用法用量】内服：煎服，3～9 g。治咽喉肿痛宜含于口中缓缓咽下。外用：适量，研末调敷或煎水泡洗。

【注意】不宜与藜芦同用；脾虚便溏者禁服；孕妇及有肝病患者慎服。中毒主要表现为腹胀、腹泻、恶心、疲乏、失眠、嗜睡、黄疸、惊厥、心律失常和呼吸肌麻痹等。中毒救治方法：催吐、洗胃、导泻；其余对症治疗。

【贮藏】置干燥处。

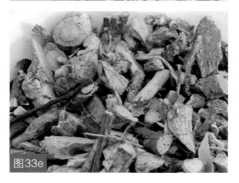
图33e

叶象花

【来源】本品为大戟科植物猩猩草 *Euphorbia cyathophora* Murr. 的全草。

【生长环境与分布】常见于公园等，用于观赏。广泛栽培于我国大部分省区市。

【植物形态】一年生或多年生草本。根圆柱状，长 30～50 cm，直径 2～7 mm，基部有时木质化。茎直立，上部多分枝，高可达 1 m，直径 3～8 mm，光滑无毛。

叶互生，卵形、椭圆形或卵状椭圆形，先端尖或圆，基部渐狭，长 3～10 cm，宽 1～5 cm，边缘波状分裂或具波状齿或全缘，或具不规则的深缺刻，无毛；叶柄长 1～3 cm；花小，有蜜腺，排列成密集的伞房花序。总苞形似叶片，也叫顶叶，基部大红色，也有半边红色半边绿色。上面簇生出红色的苞裂片三角形，常呈齿状分裂；腺体常 1 枚，偶 2 枚，扁杯状，向四周放射而出，苞片和叶片相似，较小，长 2～5 cm，宽 1～2 cm。

花序单生，数枚聚伞状排列于分枝顶端，总苞钟状，绿色，高 5～6 mm，直径 3～5 mm，边缘 5 裂，近两唇形，黄色。雄花多枚，常伸出总苞之外；雌花 1 枚，子房柄明显伸出总苞处；子房三棱状球形，光滑无毛；花柱 3，分离；柱头 2 浅裂。

蒴果，三棱状球形，长 4.5～5.0 mm，直径 3.5～4.0 mm，无毛；成熟时分裂为 3 个分果瓣。种子卵状椭圆形，长 2.5～3.0 mm，直径 2～2.5 mm，褐色至黑色，具不规则的小突起；无种阜。花果期 5～11 月（图 34a、图 34b、图 34c、图 34d）。

【采收】四季均可采收。洗净，鲜用或晒干。

【药材性状】全草长达 80 cm。叶互生；叶卵形、披针形或条形，提琴状分裂或不分裂；花序下部的叶基部或全部紫红色。杯状花序多数在茎及分枝顶端排列成密集的伞房状；总苞钟形，顶端 5 裂；腺体 1～2，杯状，无花瓣状附属物。蒴果近球形；种子卵形，有疣状突起。

【化学成分】主要含豆甾醇类和五环三萜类物质。种子含蛋白质、脂肪油，油中含亚

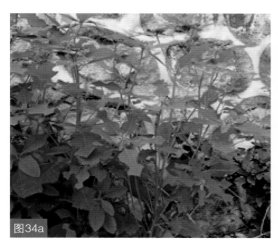

图34a

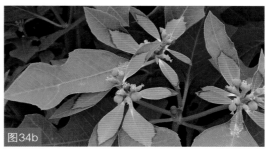

图34b

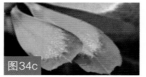

图34c

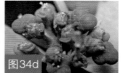

图34d

油酸和亚麻酸等。叶或植物的浆汁含有毒性,毒性成分可能在树脂部分。

【药理作用】无杀灭血吸虫的作用,但对血吸虫病有腹水者,利尿效果显著;导泻作用强;对结核杆菌有抑制作用。

【毒副反应】暂不明确。

【性味归经】性寒,味苦、涩。归肝经。

【功能主治】凉血调经,散瘀消肿。主治月经过多、外伤肿痛、出血、骨折等。

【用法用量】内服:煎汤,3～9 g。外用:适量,鲜品捣敷。

【注意】叶不宜内服。中毒主要表现为呕吐、腹泻、谵妄等。中毒救治方法:导泻、服糖水或注射葡萄糖液。

【贮藏】置通风干燥处,防潮。

仙　茅

【来源】本品为石蒜科植物仙茅 *Curculigo orchioides* Gaertn. 的干燥根茎。

【生长环境与分布】生于海拔 1 600 m 以下的林中、草地或荒坡上。分布于浙江、江西、福建、台湾、湖南、广东、广西、四川、云南和贵州。也分布于东南亚各国。

【植物形态】根状茎近圆柱状,粗厚,直生,直径约 1 cm,长可达 10 cm。叶线形、线状披针形或披针形,大小变化甚大,长 10～45(90)cm,宽 5～25 mm,顶端长渐尖,基部渐狭成短柄或近无柄,两面散生疏柔毛或无毛。

花茎甚短,长 6～7 cm,大部分藏于鞘状叶柄基部之内,亦被毛;苞片披针形,长 2.5～5 cm,具缘毛;总状花序多少呈伞房状,通常具 4～6 朵花,花黄色;花梗长约 2 mm;花被裂片长圆状披针形,长 8～12 mm,宽 2.5～3 mm;雄蕊长约为花被裂片的1/2,花丝长 1.5～2.5 mm,花药长 2～4 mm;柱头 3裂,分裂部分较花柱为长;子房狭长,顶端具长喙,连喙长达 7.5 mm(喙约占1/3),被疏毛。

浆果近纺锤状,长 1.2～1.5 cm,宽约 6 mm,顶端有长喙。种子表面具纵凸纹。花果期 4～9 月(图35a、图35b、图35c)。

【采收】秋、冬二季采挖,除去根头和须根,洗净,干燥。

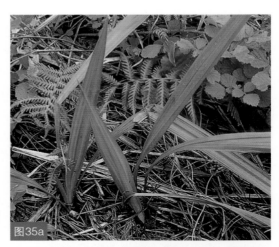

图35a

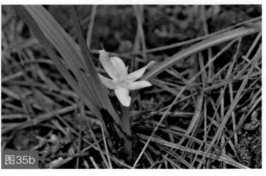

图35b

【药材性状】呈圆柱形,略弯曲,长3～10 cm,直径0.4～1.2 cm。表面棕色至褐色,粗糙;有细孔状的须根痕和横皱纹。质硬而脆,易折断,断面不平坦,灰白色至棕褐色,近中心处色较深(图35d)。气微香,味微苦、辛。

【化学成分】含皂苷类,如仙茅皂苷A～M、丝兰皂苷等;含酚及酚苷类成分,如仙茅素A、B、C、D;酚苷类成分有仙茅苷、仙茅苷乙、苔黑酚葡糖苷等;还含有木脂素类、黄酮类、生物碱类及脂肪等成分。其毒性成分主要为苷类成分。

【药理作用】提高免疫作用;促进类虚寒症型动物的基础代谢;补肾壮阳作用;对中枢神经系统的作用、对下丘脑—垂体—性腺轴功能的作用;雄性激素样作用;增加骨质作用;对自由基的清除作用;抗菌作用;抗肿瘤作用。

【毒副反应】引起心律失常;对心脏血液系统有毒副反应;长期、大剂量使用可能对肝、肾、生殖器官(睾丸、卵巢)有毒性作用。

【性味归经】辛,热,有毒。归肾、肝、脾经。

【功能主治】补肾阳,强筋骨,祛寒湿。用于阳痿精冷,筋骨痿软,腰膝冷痛,阳虚冷泻。

【用法用量】3～10 g。

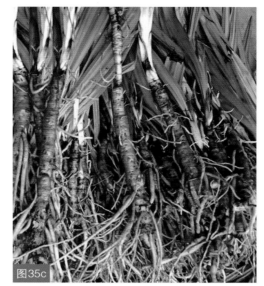

图35c

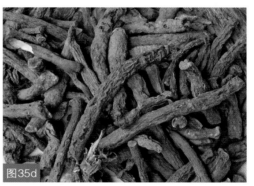

图35d

【注意】凡阴虚火旺者忌服。仙茅用量不宜过多,不宜久服。中毒主要表现为舌肿大,烦躁等。中毒救治方法:对症治疗。

【贮藏】置干燥处,防霉,防蛀。

白头翁

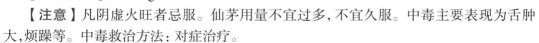

【来源】本品为毛茛科植物白头翁 *Pulsatilla chinensis*(Bge)Regel 的干燥根。

【生长环境与分布】生于平原或低山坡草地,林缘或干旱多石的坡地。分布于吉林、黑龙江、辽宁、河北、山东、陕西、山西、江西、河南、安徽、江苏等地。

【植物形态】多年生草本,株高10～40 cm,通常20～30 cm。全株密被白色长柔毛。叶根出,丛生、基生叶4～5片,三全裂,有时为三出复叶。叶柄长,基部较宽或成鞘状;小叶再分裂,裂片倒卵形或矩圆形,先端有1～3个不规则浅裂,上面绿色,疏被白色柔毛,下面淡绿色,密被白色长柔毛。花期时较小,花先叶开放,单一,顶生;花茎根出,高10 cm

余；总苞由3小苞叶组成，苞叶通常3深裂，基部愈合抱茎；花直径3～4 cm，花被6，排列为内外2轮，紫色，瓣状，卵状长圆形或圆形，长3～3.5 cm，宽约1.2～1.5 cm，外被白色柔毛；雄蕊多数，长约为花被的1/2，花药基着，黄色；雌蕊多数，花柱丝状，密被白色长毛，形似白头老翁（图36a、图36b）。

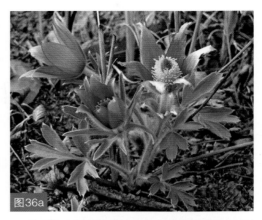
图36a

瘦果多数，密集成头状，花柱宿存，长羽毛状。花期3～5月，果期5～6月。

【采收】春、秋二季采挖，除去叶及残留的花茎和须根，保留根头白绒毛，晒干。

【药材性状】根呈类圆柱形或圆锥形，有纵纹，稍扭曲，外皮黄褐色。皮部易脱落，露出黄色的木部，有的有网状裂纹或裂隙，近根头处常有朽状凹洞。根头部稍膨大，有白色绒毛，有的可见鞘状叶柄残基。质硬而脆，断面皮部黄白色或淡黄棕色，木部淡黄色（图36c）。气微，味微苦涩。

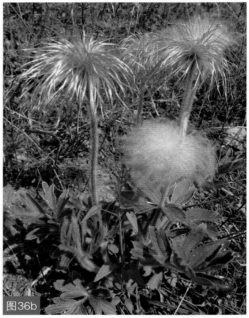
图36b

【化学成分】含皂苷类，如白头翁皂苷A、B、C、D等；含内酯类，如原白头翁素、白头翁素、白头翁英、白头翁灵等；还含多种挥发油等。

【药理作用】抗微生物作用（抗人型结核杆菌、抑制铜绿假单胞菌、杀灭阴道毛滴虫、杀灭血吸虫）；抗肿瘤作用；免疫调节作用；对炎症肠黏膜的保护作用；抑制精子活力；平喘；镇咳作用；保护肝脏作用。

【毒副反应】白头翁全株有毒，以根部毒性最大。原白头翁素对皮肤、黏膜有强烈的刺激作用；对心血管能产生毒害；能抑制呼吸中枢导致死亡。

【性味归经】苦，寒。归胃、大肠经。

【功能主治】清热解毒，凉血止痢，燥湿杀虫。主赤白痢疾，鼻衄，崩漏，血痔，寒热温疟，带下，阴痒，湿疹，瘰疬，痈疮，眼目赤痛。

【用法用量】内服：煎汤，9～15 g，或入

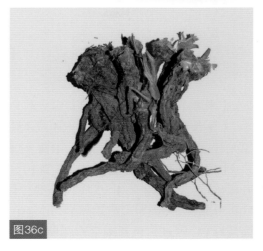
图36c

丸、散。外用：捣敷。

【注意】虚寒泄痢忌服。中毒主要表现，外用接触部位皮肤黏膜可见肿胀、疼痛；内服见口腔灼热、肿胀等口腔炎症状，咀嚼困难，腹痛、腹泻，排黑色腐臭粪便，带血，血压下降，呼吸困难等。中毒救治方法：催吐，洗胃，补液；其余对症治疗。

【贮藏】置通风干燥处。

白附子

【来源】本品为天南星科植物独角莲 *Typhonium giganteum* Engl. 的干燥块茎。

【生长环境与分布】生于阴湿的林下、山涧、水沟及庄稼地。分布于北纬42°以南，包括西藏南部在内的广大地区。吉林、辽宁、江苏、湖北等地有栽培。

【植物形态】多年生草本，植株常较高大。地下块茎似芋芳状，卵形至卵状椭圆形，外被暗褐色小鳞片。叶1~7（与年限有关）；叶柄肥大肉质，下部常呈淡粉红色或紫色条斑，长达40 cm；叶片三角状卵形、戟状箭形或卵状宽椭圆形，长10~40 cm，宽7~30 cm，初发时向内卷曲如角状，后即开展，先端渐尖（图37a）。

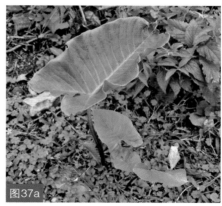

图37a

花梗自块茎抽出，绿色间有此红色斑块；佛焰苞紫红色，管部圆筒形或长圆状卵形，顶端渐尖而弯曲，檐部卵形，长达15 cm；肉穗花序位于佛焰苞内，长约14 cm；雌花序和中性花序各长3 cm左右；雄花序长约2 cm；附属器圆柱形，直立，长约6 cm，紫色，不伸出佛焰苞外（图37b、图37c）；雄花金黄色，雄蕊有2花药，药室顶孔开裂；中性花线形，下垂，淡黄色；雌花棕红色。浆果熟时红色。花期6~8月，果期7~10月。

【采收】秋季采挖。

【药材性状】本品呈椭圆形或卵圆形，长2~5 cm，直径1~3 cm。表面白色或黄白色，略粗糙，有环纹及须根痕，顶端有茎痕或芽痕（图37d）。质坚硬，断面白色，粉性。气微，味淡，麻辣刺舌。

【化学成分】含17种常见氨基酸；含挥发油类；含有机酸类，如桂皮酸、琥珀酸、天师酸；含苷类，如白附子脑苷A、B、C、D等；还有芸苔甾醇苷、谷甾醇3-O-葡萄糖苷、胡萝卜苷等；还含木脂素类，如松脂素、新橄榄脂素、落叶松脂醇、乙基松柏苷等。

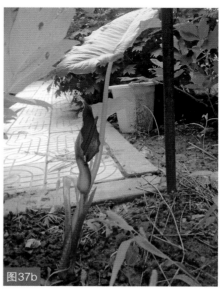

图37b

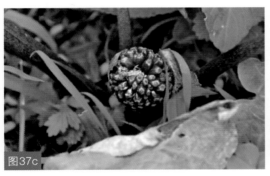

图37c

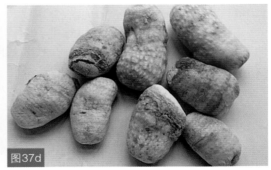

图37d

白附子所含的草酸钙针晶为其主要刺激性毒性成分,挥发油中的二苯胺有肝细胞损伤毒性。

【药理作用】具有镇静、镇痛、抗惊厥、抗炎、抗结核杆菌、抗肿瘤、免疫调节、减慢心率、稳定细胞膜、治疗黄褐斑、祛痰等作用。

【毒副反应】黏膜刺激性;肝毒性。

【性味归经】辛,温。归胃、肝经。

【功能主治】祛风痰,定惊搐,解毒散结止痛。用于中风痰壅,口眼歪斜,语言涩謇,痰厥头痛,偏正头痛,喉痹咽痛,破伤风;外治瘰疬痰核,毒蛇咬伤。

【用法用量】一般炮制后用,3~6 g。外用生品适量捣烂,熬膏或研末以酒调敷患处。

【注意】孕妇慎用。生品内服宜慎。中毒主要表现为口舌麻辣,咽喉部灼热并有梗塞感,舌体僵硬,言语含糊,四肢发麻,头晕眼花,恶心呕吐,流涎,面色苍白,神志呆滞,唇舌肿胀等。中毒救治方法:洗胃、导泻、补液;对症处理。

【贮藏】置通风干燥处,防蛀。

白　英

【来源】本品为茄科植物白英*Solanum lyratum* Thunb.的全草。

【生长环境与分布】生于山谷草地或路旁、田边,海拔600~2 800 m,分布于甘肃、陕西、山西、河南、山东、江苏、浙江、安徽、江西、福建、台湾、广东、广西、湖南、湖北、四川、云南等地。

【植物形态】草质藤本,长0.5~1 m,茎及小枝均密被具节长柔毛。叶互生,椭圆形或琴形,长3~11 cm,宽2.5~4.8 cm,基部常3~5深裂,裂片全缘,侧裂片愈近基部的愈小,端钝,中裂片较大,通常卵形,先端渐尖,两面均被白色发亮的长柔毛,中脉明显,侧脉在下面较清晰,通常每边5~7条;少数在小枝上部的为心脏形,小,长约1~2 cm;叶柄长约1~3 cm,被有与茎枝相同的毛被(图38a)。

聚伞花序顶生或腋外生,疏花,总花梗长约2~2.5 cm,被具节的长柔毛,花梗长0.8~1.5 cm,无毛,顶端稍膨大,基部具关节;萼环状,直径约3 mm,无毛,萼齿5枚,圆形,顶端具短尖头；花冠蓝紫色或白色，直径约1.1 cm，花冠筒隐于萼内，长约1 mm，冠檐长约6.5 mm，5深裂，裂片椭圆状披针形，长约4.5 mm，先端被微柔毛；花丝长约1 mm，花药长圆形，长约3 mm，顶孔略向上；子房卵形，直径不及1 mm，花柱丝状，长约6 mm，柱头小，头状（图38a）。

浆果球状，成熟时红黑色，直径约8 mm；种子近盘状，扁平，直径约1.5 mm（图38b）。花期夏秋，果熟期秋末。

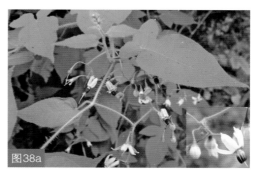
图38a

【采收】在夏、秋茎叶生长旺盛时期收割全草，每年可以收割2次，收取后直接晒干，或洗净鲜用。

【药材性状】茎类圆柱形，直径2～7 mm，表面黄绿色至暗棕色，密被灰白色茸毛，在较粗的茎上茸毛极少或无，具纵皱纹，且有光泽；质硬而脆，断面淡绿色，纤维性，中央空洞状。叶皱缩卷曲，密被茸毛。有的带淡黄色至暗红色果实（图38c）。气微，味微苦。

【化学成分】主要含有生物碱类成分，包括蜀羊泉碱、苦茄碱、番茄烯胺等生物碱；其次含有皂苷类成分，如薯蓣皂苷元、芒柄花苷、染料木苷等；此外还含黄酮类、有机酸类等。主要毒性成分为糖苷生物碱类。

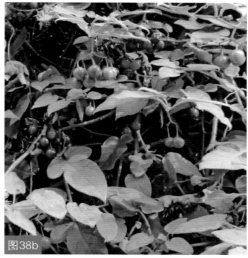
图38b

【药理作用】具有抗肿瘤、抗过敏、增强免疫、抑菌、抗炎、保肝、灭钉螺等作用。

【毒副反应】具有抑制中枢神经系统胆碱酯酶活性和破坏细胞膜从而导致消化系统和其他器官损坏等毒性作用。

【性味归经】味苦，微寒，入肝、胆经。

【功能主治】具有清热解毒、祛风利湿、抗癌等作用，用于治疗感冒发热、黄疸型肝炎、胆囊炎、胆石症、肾炎水肿、子宫颈糜烂、癌症等。

【用法用量】15～30 g；外用适量，鲜全草捣烂敷患处。

【注意】体虚无湿热者忌用。中毒主要表现为喉头烧灼感、恶心、呕吐、眩晕、瞳孔散大、惊厥性肌肉运动等。中毒救治方法：对症治疗。

【贮藏】置通风干燥处，防潮。

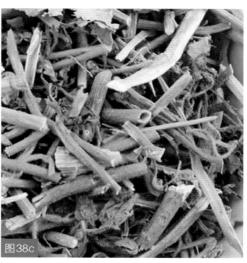
图38c

白　果

【来源】本品为银杏科植物银杏（白果树、公孙树）*Ginkgo biloba* L.的干燥成熟种子。

【生长环境与分布】生于海拔500～1 000 m的酸性土壤，排水良好地带的天然林中。分布于北自沈阳，南达广州，东起华东，西南至贵州、云南都有栽培。

【植物形态】木质藤本。落叶乔木，高可达40 m。枝有长枝与短枝，幼树树皮淡灰褐色，浅纵裂，老则灰褐色，深纵裂。

叶在长枝上螺旋状散生，在短枝上3～5（8）簇生；柄长3～10 cm；叶片扇形，淡绿色，无毛，有多数2叉状并列的细脉，上缘宽5～8 cm，浅波状，有时中央浅裂或深裂。

雌雄异株，花单性，稀同株；球花生于短枝顶端的鳞片状叶的腋内；雄球花成柔荑花序状，下垂；雌球花有长梗，梗端常分2叉，每叉顶生一盘状珠座，每珠座生一胚珠，仅一个发育成种子。

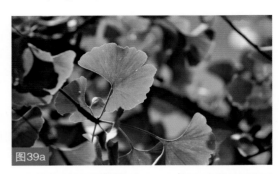

图39a

种子核果状，椭圆形至近球形，长2.5～3.5 cm，径约2 cm；外种皮肉质，有白粉，熟时淡黄色或橙黄色；中种皮骨质，白色，具2～3棱；内种皮膜质，胚乳丰富。花期3～4月，种子成熟期9～10月（图39a、图39b、图39c、图39d）。

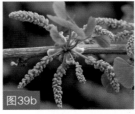

图39b

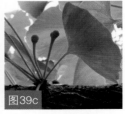

图39c

【采收】银杏种实成熟时，外种皮发黄，有层白粉，果柄产生离层，只要摇动树枝，种实会自行落下。没有落下的种实，可以用长柄钩向上挑果柄，使其落下。严禁用竹竿乱打乱敲，以免损坏短果枝。

【药材性状】本品略呈椭圆形，一端稍尖，另端钝，长1.5～2.5 cm，宽1～2 cm，厚约1 cm。表面黄白色或淡棕黄色，平滑，具2～3条棱线。中种皮（壳）骨质，坚硬。内种皮膜质，种仁宽卵球形或椭圆形，一端淡棕色，另一端金黄色，横断面外层黄色，胶质样，内层淡黄色或淡绿色，粉性，中间有空隙（图39e、图39f）。无臭，味甘、微苦。

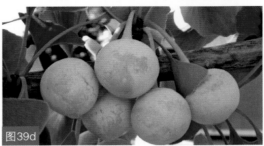

图39d

【化学成分】种子含少量氰苷、赤霉素和动力精样物质。内胚乳中还分离出两种

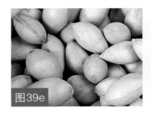

图39e

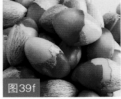

图39f

核糖核酸酶及多种氨基酸。外种皮含有毒成分白果酸、氢化白果酸、白果酚和白果醇。尚含天门冬素、甲酸、丙酸、廿九烷醇-10等。白果肉质外皮及种皮、种仁中所含的白果酚酸类成分、白果毒素及种仁中所含蛋白质为其毒性成分。

【药理作用】具有抗菌,抗炎作用;可使呼吸道酚红排泌增加,改善气管黏膜分泌功能;短暂降压;对蛙心先兴奋、后抑制,乃至停跳,小剂量收缩血管,大剂量扩张血管(对健康人血压和心率无影响);清除自由基;防止动物模型中的心肌或脑局部缺血;免疫抑制;调节胆固醇代谢。

【毒副反应】致敏,溶血,神经系统、免疫系统及血液循环系统毒性。

【性味归经】甘,苦,涩,平。归肺经。

【功能主治】敛肺气,定咳嗽,止带浊,缩小便。治哮喘,痰漱,白带,白浊,遗精,淋病,小便频数。

【用法用量】内服:煎汤。4.5～9 g。外用:捣敷。

【注意】有实邪者忌服。生食或炒食过量可致中毒,小儿误服中毒尤为常见。中毒主要表现为皮肤刺激性反应,或恶心、呕吐、腹痛、腹泻、烦躁不安、抽搐、皮肤发绀、发热、恐惧感、瞳孔散大、两眼上翻、面色苍白、口吐白沫、脉搏弱、下肢瘫痪等。中毒救治方法:催吐,洗胃,导泻,补液;其他对症治疗。

【贮藏】通常是装入麻袋或竹篓中,放在冷库内,温度保持在1～3℃,每隔10～15天根据干湿情况喷一次水。

白屈菜

【来源】本品为罂粟科植物白屈菜 *Chelidonium majus* L. 的带花全草。

【生长环境与分布】生于山坡或山谷林边草地。分布东北、内蒙古、河北、河南、山东、山西、江苏、江西、浙江等地。

【植物形态】多年生草本。主根圆锥状,土黄色。茎直立,高30～100 cm,多分枝,有白粉,疏生白色细长柔毛,断之有黄色乳汁。

叶互生,1～2回单数羽状全裂;基生叶长10～15 cm,全裂片2～5对,不规则深裂,深裂片边缘具不规则缺刻,顶端裂片广倒卵形,基部楔形而下延,上面近无毛,下面疏生短柔毛,有白粉;茎生叶与基生叶形相同。

花数朵,近伞状排列,苞片小,卵形,长约1.5 m,花柄丝状,有短柔毛;萼片2,早落,椭圆形,外面疏生柔毛;花瓣4,黄色,卵圆形,长约9 m;雄蕊多数,花丝黄色;雌蕊1,无毛,花柱短。

蒴果条状圆柱形,长达3.5 cm。种子多数,卵形,细小,黑褐色。有光泽及网纹。花期5～7月。果期6～8月(图40a、图40b、图40c)。

【采收】盛花期采收,割取地上部分,晒干。

【药材性状】根呈圆锥状,多有分枝,密生须根。茎干瘪中空,表面黄绿色或绿褐色,

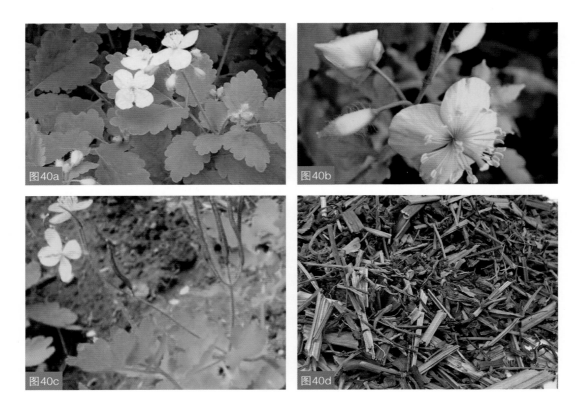

图40a　图40b　图40c　图40d

有的可见白粉。叶互生,多皱缩、破碎,完整者为一至二回羽状分裂,裂片近对生,先端钝,边缘具不整齐的缺刻;上表面黄绿色,下表面绿灰色,具白色柔毛,脉上尤多。花瓣4片,卵圆形,黄色,雄蕊多数,雌蕊1。蒴果细圆柱形;种子多数,卵形,细小,黑色(图40d)。气微,味微苦。

【化学成分】新鲜植株乳液中含多种生物碱,如白屈菜碱、原阿片碱、小檗碱、白屈菜红碱、血根碱、白屈菜胺等;还含白屈菜酸、苹果酸、柠檬酸、琥珀酸、胆碱、皂苷、黄酮醇等;还含强心苷。

根含生物碱一部分与地上部分相同,另含黄连碱、白屈菜玉红碱、白屈菜默碱、菠菜甾醇、少量麦角甾醇和橡胶。

叶、花含黄酮类、多量维生素C等;果实含多量胆碱、白屈菜碱和四氢黄连碱;种子含脂肪油、黄连碱等。

白屈菜总生物碱属于低毒性物质。

【药理作用】抗肿瘤作用;镇咳、祛痰、平喘作用;镇痛镇静作用;抑菌作用;抗化学性肝纤维化作用;保护肝脏作用;解痉作用;抑制中枢作用;兴奋心脏,升高血压,扩张冠状动脉作用。

【毒副反应】对中枢神经系统与吗啡相似,有抑制作用;新鲜植物有强烈的胃肠道刺激。

【性味归经】苦、凉,有毒。归肺、心、肾经。

【功能主治】镇痛、止咳、利尿、解毒作用。治疗胃痛,腹痛,肠炎,痢疾,慢性支气管炎,百日咳,咳嗽,黄疸,水肿,腹水,疥癣疮肿,蛇虫咬伤等。

【用法用量】内服:煎汤,3～6 g。外用:适量,捣汁涂;或研粉调涂。

【注意】孕妇忌服。中毒主要表现为烦躁不安、意识障碍、谵语、皮肤、黏膜干燥、瞳孔放大,对光反应消失,心率增快,血压升高。如食用新鲜植物,则出现胃肠道症状。中毒救治方法:洗胃、导泻、输液;其余对症治疗。

【贮藏】置干燥处。

白药子

【来源】本品为防己科植物金线吊乌龟*Stephania cepharantha* Hayata的干燥块根。

【生长环境与分布】生于山野肥沃湿润的草丛及灌木林中,以石灰岩地生长较茂盛。分布于陕西、浙江、台湾、江西、湖南、广东等省。

【植物形态】多年生落叶藤本。块根肥厚,椭圆形或呈不规则块状,长3～10 cm,直径2～9 cm。老茎基部稍木质化,有细沟纹,略带紫色。

叶互生;叶柄长4～10 cm,盾状着生;叶片圆三角形,或扁圆形,长5～9 cm,宽与长近相等或大于长度;先端钝圆,常具小突尖,基部微凹或平截,全缘或微呈波状,上面绿色,下面粉白色,无毛,掌状脉5～9条,纸质。

花小,单性,雌雄异株;雄株为复头状聚伞花序,腋生,总花序梗长1～2 cm,花序梗顶端有盘状花托,约有20朵花;雄花:萼片6(8),排成2轮;花瓣3,淡绿色,内面有2个大腺体;雄蕊6,花丝合生成柱状,花药环生呈圆盘状;雌株为单头状聚伞花序,腋生,总花梗较短,顶端有盘状花托;雌花:花被左右对称;花萼1(0～2),生于花的一侧;花瓣2～3;子房球形。

核果紫红色,球形,果梗短,肉质,内果皮直径4～5 mm,背部有4行小横肋状雕纹,每行有17～20颗,胎座迹不穿孔。花期6～7月,果期8～9月(图41a、图41b、图41c)。

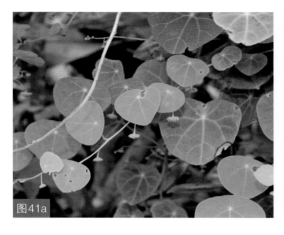

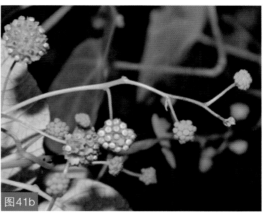

图41a　　　　　　　　图41b

【采收】全年可采,以秋末冬初采收为好;除去须根,洗净,切片晒干备用。

【药材性状】块根呈不规则团块或短圆柱形,直径2～9 cm,其下常有几个略短圆柱形的根相连,稍弯曲,有缢缩的横沟,根的远端有时纤细,其后膨大成椭圆形,并常数个相连成念珠状;根的顶端有根茎残基。市售品多为横切或纵切的不规则块片,直径7 cm,厚0.2～1.5 cm,表面棕色或暗褐色,有皱纹及须根痕,切面粉性足,类白色或灰白色,可见筋脉纹,呈点状或条纹状排列。质硬脆,易折断,断面粉性(图41d、图41e)。气微,味苦。

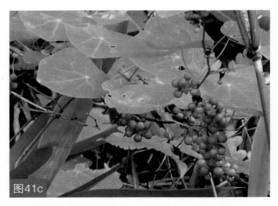

图41c

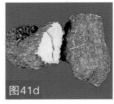

图41d

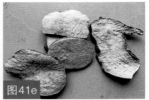

图41e

【化学成分】块根含左旋异紫堇定、头花千金藤碱、异粉防己碱、小檗胺、轮环藤宁碱、木防己碱、粉防己碱、奎宁、罂粟碱、可待因、吗啡、小檗碱等。种子含去氢千金藤碱、去氢克列班宁、千金藤碱、克列班宁、异粉防己碱、原荷叶碱、千金藤碱、小檗胺等。

【药理作用】对脱毛症有长发作用;对结核杆菌有抑制作用;千金藤素有解蛇毒、抗麻风、抗变态反应作用;另千金藤素可活化造血组织,促进骨髓组织增生。

【毒副反应】刺激消化道;影响循环系统,大剂量可麻痹中枢神经系统,引起休克;有松弛横纹肌作用。

【性味归经】苦、辛,凉,小毒。归脾、肺、肾经。

【功能主治】清热解毒,凉血止血,散瘀消肿。用于肝炎,细菌性痢疾,急性阑尾炎,胃痛,内出血,跌打损伤,毒蛇咬伤;外用治流行性腮腺炎,淋巴结炎,神经性皮炎。

【用法用量】9～15 g。外用适量,捣烂或磨汁涂敷患处。

【注意】阴虚内热者忌用。中毒主要表现为后腹部疼痛,便秘后剧烈下泻,脉搏增快,流涎,呼吸不整,体温上升,休克等。中毒救治方法:洗胃,导泻,补液;对症治疗。

【贮藏】置干燥处,防潮,防霉变。

半边莲

【来源】本品为桔梗科植物半边莲 *Lobelia chinensis* Lour. 的干燥全草。

【生长环境与分布】生于水田边、沟边及潮湿草地上。分布于长江中、下游及以南各省区。印度以东的亚洲其他各国也有。

【植物形态】多年生草本。茎细弱,匍匐,节上生根,分枝直立,高6～15 cm,无毛。叶互生,无柄或近无柄,椭圆状披针形至条形,长8～25 cm,宽2～6 cm,先端急尖,基部圆形至阔楔形,全缘或顶部有明显的锯齿,无毛。

花通常1朵,生分枝的上部叶腋;花梗细,长1.2～2.5(3.5)cm,花萼筒倒长锥状,基部渐细而与花梗无明显区分,长3～5 mm,无毛,裂片披针形,全缘或下部有1对小齿;花冠粉红色或白色,长10～15 mm,背面裂至基部,喉部以下生白色柔毛,裂片全部平展于下方,呈一个平面,2侧裂片披针形,较长,中间3枚裂片椭圆状披针形,较短;雄蕊长约8 mm,花丝中部以上连合,花丝筒无毛,未连合部分的花丝侧面生柔毛,花药管长约2 mm,背部无毛或疏生柔毛(图42a)。

蒴果倒锥状,长约6 mm。种子椭圆状,稍扁压,近肉色。花果期5～10月。

【采收】夏季采收,洗净,晒干。

【药材性状】常缠结成团。根茎极短,直径1～2 mm;表面淡棕黄色。根细小,黄色,侧生纤细须根。茎细长,有分枝,灰绿色,节明显,有的可见附生的细根。叶互生,无柄,叶片多皱缩,绿褐色,展平后叶片呈狭披针形,长1～2.5 cm,宽0.2～0.5 cm,边缘具疏而浅的齿或全缘。花小,单生于叶腋,花冠基部筒状,上部5裂,偏向一边,浅紫红色,花冠筒内有白色茸毛(图42b)。气微特异,味微甘而辛。

【化学成分】含生物碱,主要为半边莲碱(山梗菜碱)等。还含黄酮苷、皂苷、氨基酸、多糖等。主要毒性成分为生物碱类及黄酮苷类;还有琥珀酸也会引起中毒。

【药理作用】具有兴奋呼吸作用,降压作用;促进凝血机制;解蛇毒作用;轻泻作用,并能抑制食欲;利胆作用;对神经系统具烟碱样作用,对中枢神经和自主神经均有先兴奋后抑制的作用;抗菌作用;抗肿瘤作用。

【毒副反应】对中枢神经和自主神经均有先兴奋后抑制的作用。

【性味归经】辛,平。归心、小肠、肺经。

【功能主治】清热解毒,利尿消肿。用于痈肿疔疮,蛇虫咬伤,臌胀水肿,湿热黄疸,湿疹湿疮。

【用法用量】9～15 g。

【注意】虚证忌用。中毒主要表现为流涎、恶心呕吐、出汗、头晕、腹痛腹泻、血压增高、震颤、心跳先缓后速、精神错乱,严重时血压下降、阵发性痉挛、惊厥、昏迷、瞳孔散大等。中毒救治方法:催吐,洗胃,补液;其他对症治疗。

【贮藏】置干燥处。

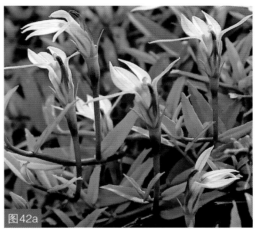

图42a

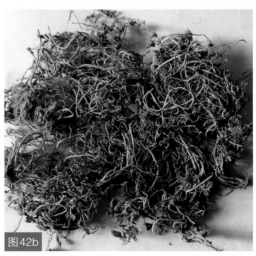

图42b

半 夏

【来源】本品为天南星科植物半夏 *Pinellia ternata*（Thunb.）Breit. 的干燥块茎。

【生长环境与分布】生于草坡、荒地、玉米地、田边或疏林下。我国大部分地区均产，主产四川、湖北、安徽、江苏、河南、浙江等地。

【植物形态】多年生草本。高15～30 cm。块茎近球形或半球形，直径0.5～3.0 cm，下部着生多而粗的须根。

叶出自块茎顶端，幼苗期常为单叶；叶片卵状心形，基生叶1～4枚，叶柄长5～25 cm，中间一片较大，叶柄下部有一白色或棕色珠芽（图43a、图43b）。2～3年后，叶为3小叶的复叶，小叶椭圆形至披针形，中间小叶较大，两侧的较小，先端锐尖，基部楔形，全缘或具不明显的浅波状圆齿，侧脉8～10对，细弱，细脉网状，密集，集合脉2圈，两面光滑无毛（图43c、图43d）。

肉穗花序顶生，花序梗常较叶柄长；佛焰苞绿色或绿白色，管部狭圆柱形，长1.5～2 cm；檐部长圆形，绿色，有时边缘青紫色，长4～5 cm，宽1.5 cm，钝或锐尖；花单性，无花被，雌雄同株；雄花着生在花序上部，白色，雄蕊密集成圆筒形，雌花着生于雄花下部，绿色，两者相距5～8 mm；花序中轴先端附属物延伸呈鼠尾状，通常长7～10 cm，直立，伸出在佛焰苞外，绿色或青紫色，直立，或呈"S"形弯曲。浆果卵状椭圆形，绿色。花期5～7月。果期8～9月（图43e、图43f）。

【采收】夏、秋季采挖，除去秧苗，洗净，除去外皮和须根，晒干。

【药材性状】本品呈类球形，有的稍偏斜，直径1～1.5 cm。表面白色或浅黄色，顶端有凹陷的茎痕，周围密布麻点状根痕；下面钝圆，较光滑（图43g）。质坚实，断面洁白，富粉性。气微，味辛辣、麻舌而刺喉。

【化学成分】主要含淀粉，约75%左右；其他成分包括挥发油、甾醇、生物碱、黄

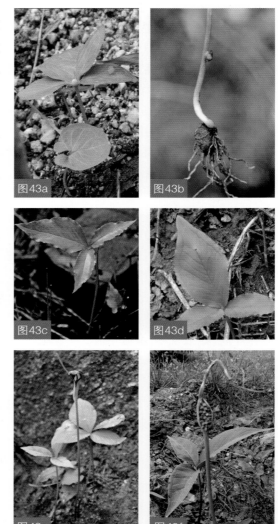

图43a　图43b

图43c　图43d

图43e　图43f

酮、少量脂肪、黏液质、氨基酸、鞣质、脑苷、呋喃衍生物、多糖、凝集素（PTL）、无机元素等。主要毒性成分为甾醇、辛辣醇和生物碱、草酸钙针晶等。

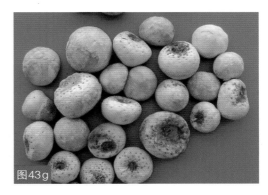

图43g

【药理作用】镇咳、祛痰作用；镇吐、催吐作用；抗溃疡作用；抗心律失常作用；抗凝作用；凝血作用；抗肿瘤作用；抗生育和抗早孕作用；降血脂作用；降压作用；镇静、镇痛作用；对胰蛋白酶抑制作用；抑菌作用；抗炎作用；抗氧化作用；糖皮质激素样作用；抑制腺体分泌作用。

【毒副反应】神经毒性，黏膜刺激性，生殖毒性，肾毒性，妊娠胚胎毒性及致畸等。

【性味归经】辛、温，有毒。归脾、胃、肺经。

【功能主治】燥湿化痰，降逆止呕，消痞散结。用于湿痰寒痰，咳喘痰多，痰饮眩悸，风痰眩晕，痰厥头痛，呕吐反胃，胸脘痞闷，梅核气；外治痈肿痰核。

【用法用量】内服一般炮制后使用，3～9 g。外用适量，磨汁涂或研末以酒调敷患处。

【注意】不宜与川乌、制川乌、草乌、制草乌、附子同用；生半夏毒性较强，一般外用，内服宜慎；孕妇禁用。中毒主要表现为口舌麻木、咽喉干痛、胃部不适等，继而喉舌肿胀、灼痛充血、流涎、呼吸迟缓、声音嘶哑、语言不清、吞咽困难、剧烈呕吐、腹痛腹泻、头痛发热、出汗、心悸、面色苍白、脉弱无力、呼吸不规则；严重者抽搐、喉部痉挛等。中毒救治方法：催吐，洗胃，导泻，补液；其他对症治疗。

【贮藏】置通风干燥处，防蛀。

地枫皮

【来源】本品为木兰科植物地枫皮 *Illicium difengpi* K.I.B.et K.I.M. 的干燥树皮。

【生长环境与分布】分布于我国广西西南部都安、马山、德保、龙州以及广东南部等地。

【植物形态】常绿灌木，高1～3 m，全株均具八角样芳香气味；根皮暗红褐色；树皮灰褐色。叶互生，常3～5片聚生于枝的顶端或节上，革质，倒披针形、长椭圆形或倒卵状椭圆形，长(7)10～14 cm，宽(2)3～5 cm，先端短渐尖，基部楔形，两面有光泽；叶柄长1～2.5 cm。

花红色，腋生或近顶生，单生或2～4朵簇生；花被片常为15～17，有时达20或少至11，肉质；雄蕊20～23；心皮多为13，轮状排列于隆起的花托上，顶端弯曲，柱头钻形，花柱长2.5～3.5 mm。

聚合果常由9～11个成熟心皮组成，直径2.5～3 cm；蓇葖木质，顶端有长3～5 mm并向内弯曲的尖头；果梗长1～3.4 cm。花期4～5月，果期8～9月（图44a、图44b、图44c）。

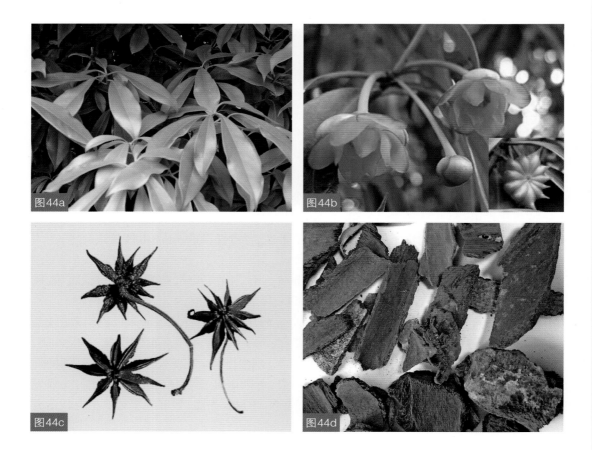

图44a　图44b　图44c　图44d

【采集】春、秋二季剥取,晒干或低温干燥。

【药材性状】本品呈筒状或半卷筒状,少数双卷筒状,长5～18 cm,直径1～3.5 cm,厚2～3 mm。外表面灰棕色至深棕色,有不规则细纵皱纹,偶有灰白色地衣斑,皮孔不明显。栓皮易脱落露出红棕色皮部;内表面红棕色,有明显的细纵皱纹。质松脆,易折断,断面颗粒性(图44d)。气芳香,味微涩。

【化学成分】含地枫皮素、厚朴酚、β-谷甾醇等;另含挥发性成分,如黄樟醚、芳樟醇、α-和β-蒎烯、樟脑等;另含白桦脂酸等。挥发性成分为地枫皮主要毒性成分。

【药理作用】具有镇痛、抗炎作用。

【毒副反应】暂不明确。

【性味归经】性温,味涩、微辛,有小毒。归膀胱、肾经。

【功能主治】祛风除湿,行气止痛。用于风湿痹痛,劳伤腰痛。

【用法用量】6～9 g;或入丸、散;或浸酒。

【注意】孕妇慎用。地枫皮药材中所含黄樟醚为致癌物质,虽然目前尚未见因使用地枫皮致癌的报道,但应用地枫皮应引起足够重视。中毒主要表现为抽搐、呈癫痫样发作,意识障碍,白细胞及中性粒细胞数均增加,蛋白尿等。中毒救治方法:对症治疗。

【贮藏】置于干燥通风处。

夹竹桃

【来源】本品为夹竹桃科植物夹竹桃 *Nerium indicum* Mill. 的干燥叶。树皮亦可入药。

【生长环境与分布】喜光,喜温暖湿润气候,不耐寒,忌水渍,耐一定程度空气干燥。适生于排水良好的中性土壤,微酸、微碱土也能适应。原产于伊朗、印度等国家和地区。现广植于亚热带及热带地区。我国各省区有栽培。

【植物形态】常绿直立大灌木,高达5 m,枝条灰绿色,含水液;嫩枝条具稜,被微毛,老时毛脱落。

叶3～4枚轮生,下枝为对生,窄披针形,顶端极尖,基部楔形,叶缘反卷,长11～15 cm,宽2～2.5 cm,叶面深绿,无毛,叶背浅绿色,有多数洼点,幼时被疏微毛,老时毛渐脱落;中脉在叶面陷入,在叶背凸起,侧脉两面扁平,纤细,密生而平行,每边达120条,直达叶缘;叶柄扁平,基部稍宽,长5～8 mm,幼时被微毛,老时毛脱落;叶柄内具腺体(图45a)。

聚伞花序顶生,着花数朵;总花梗长约3 cm,被微毛;花梗长7～10 mm;苞片披针形,长7 mm,宽1.5 mm;花芳香;花萼5深裂,红色,披针形,长3～4 mm,宽1.5～2 mm,外面无毛,内面基部具腺体;花冠深红色或粉红色,栽培演变有白色或黄色(图45b、图45c)。

蓇葖2,离生,平行或并连,长圆形,两端较窄,长10～23 cm,直径6～10 mm,绿色,无毛,具细纵条纹;种子长圆形,基部较窄,顶端钝、褐色,种皮被锈色短柔毛,顶端具黄褐色绢质种毛;种毛长约1 cm。花期几乎全年,夏秋为最盛;果期一般在冬春季,栽培很少结果。

【采集】全年可采,晒干、阴干或鲜用。

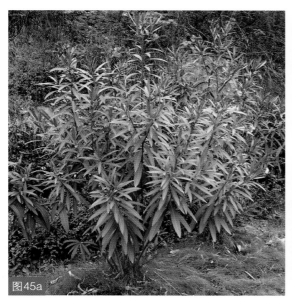
图45a

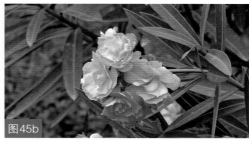
图45b

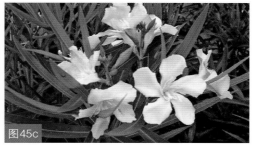
图45c

【药材性状】叶革质,完全叶片呈披针形,长10～17 cm,宽2～2.5 cm,全缘稍反卷,近无柄。上表面暗棕色,下表面浅绿色,两面光滑无毛。主脉于下面凸起,侧脉细密而平行;厚革质而硬,质脆而易碎(图45d)。气特异,味苦。

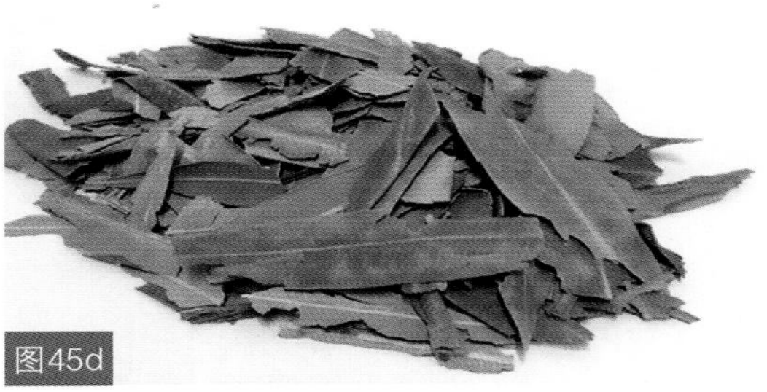

图45d

【化学成分】叶含夹竹桃苷,16-去乙酸基去水夹竹桃苷,欧夹竹桃苷乙,16-去氢欧夹竹桃苷乙。还含孕甾类化合物、多糖类、生物碱类、萜类等成分。树皮含多种强心苷:夹竹苷A、B、D、F、G、H、K、欧夹竹桃苷乙,齐墩果酸,熊果酸,芸香苷等。其毒性成分主要为强心苷类、糖苷类、甾醇类及萜类物质。

【药理作用】具有强心、利尿、镇静、灭虫、致吐、扩张血管等作用。

【毒副反应】消化系统毒性,神经系统毒性,心脏毒性(过量服用会使心脏停止跳动)。新鲜树皮的毒性比叶强,干燥后毒性减弱,花的毒性较弱。人每次服干燥夹竹桃叶3 g足以致死。

【性味归经】苦,寒,有毒。归心、肺、肾经。

【功能主治】强心利尿,祛痰定喘,镇痛,祛瘀。治心脏病心力衰竭,喘息咳嗽,癫痫,跌打损伤肿痛,经闭,斑秃。

【用法用量】内服:煎汤3～4片叶,研末0.1～0.16 g。外用:捣敷。

【注意】孕妇忌服,不宜多服或久服,过量则中毒。中毒主要表现为恶心、呕吐、流涎、厌食、头痛、头晕、眼花、疲倦、腹痛、腹泻、四肢麻木、肢端厥冷、皮肤苍白、视力模糊、心律失常、谵妄、神志昏迷等。中毒救治方法:催吐,洗胃,导泻,补液;其他对症治疗。

【贮藏】置于干燥通风处。

肉豆蔻

【来源】本品为肉豆蔻科植物肉豆蔻 *Myristica fragrans* Houtt.的干燥种仁。

【生长环境与分布】喜温暖,喜高湿、高降水,喜阳,土壤类型主要为强淋溶土、暗色土、始成土铁铝土、薄层土、低活性淋溶土、黑土、变性土。分布于印度尼西亚、马来西亚、西印度群岛、巴西等地。我国台湾、广东、云南等地有引入栽培品。

【植物形态】小乔木。幼枝细长。叶椭圆形或椭状披针形,长4～8 cm,先端短渐尖,基部宽楔形或近圆,侧脉6～10对;叶柄长0.6～1.2 cm。

雄花序总状,长2.5～5 cm,具4～8花或多花,花长4～5 mm,下垂;花被片3(4),密被灰褐色绒毛。雌花序较雄花序长,花序梗粗壮,具1～2花;花长约6 mm,花被片3,密被微绒毛,花梗长约8 mm;小苞片着生花被基部。

果序具1～2果,长3.5～5 cm;果梨形,黄或橙黄色,具柄,有时具残存花被片。假种皮红色,不规则撕裂;种子卵圆形,长2～3 cm,径约2 cm(图46a、图46b、图46c、图46d)。

【采收】冬、春两季果实成熟后采收,除去外果壳,干燥。

【药材性状】本品呈卵圆形或椭圆形,长2～3 cm,直径1.5～2.5 cm。表面灰棕色或灰黄色,有时外被白粉(石灰粉末)。全体有浅色纵行沟纹和不规则网状沟纹。种脐位于宽端,呈浅色圆形突起,合点呈暗凹陷。种脊呈纵沟状,连接两端。质坚,断面显棕黄色相杂的大理石花纹,宽端可见干燥皱缩的胚,富油性(图46d、图46e)。气香浓烈,味辛。

【化学成分】种仁含挥发油5%～15%;另含肉豆蔻醚、丁香酚、异丁香酚、黄樟醚、榄香脂素等。此外,尚含齐墩果酸、脂肪油25%～35%以及双芳丙烷类化合物。肉豆蔻醚和黄樟醚既是有效成分,也是毒性成分。

【药理作用】止泻作用、减慢心率、心肌缺血再灌注损伤保护、扩张血管、中枢抑制、抗肿瘤、抗炎镇痛、抗菌、抗血小板聚集等作用。

【毒副反应】中枢抑制作用,心血管毒性作用,引起低血压、致幻作用。

【性味归经】辛,温。归脾、胃、大肠经。

【功能主治】温中行气,涩肠止泻。用于脾胃虚寒,久泻不止,脘腹胀痛,食少呕吐。

【用法用量】3～10 g。

【注意】不能过量服用。中毒主要表现为出现浮动、飞行、手足离体、迷茫等幻觉,或恶心、眩晕,严重时谵妄、昏迷、瞳孔散大、呼吸慢,反射消失等。中毒救治方法:洗胃,催吐;其他对症治疗。

【贮藏】存放于阴凉,防蛀。

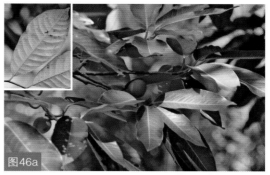

图46a

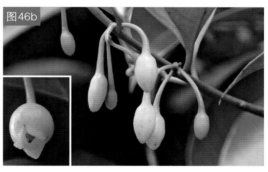

图46b

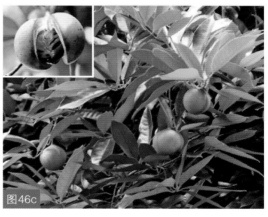

图46c

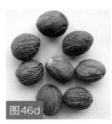

图46d

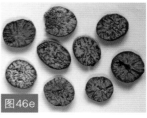

图46e

朱砂莲

【来源】本品为马兜铃科植物四川朱砂莲 *Aristolochia cinnabarina* C. Y. Cheng et J. L. Wu 或朱砂莲 *Aristolochia cinnabaria* C. Y. Cheng,mss. 的干燥块根。

【生长环境与分布】产于陕西、甘肃、安徽、江西、湖南、湖北、广西、贵州、四川和云南等省区。生长于海拔 1 300～2 800 的山坡、路边或水边或灌木丛中及疏林下。

【植物形态】四川朱砂莲，多年生草质藤本，全株无毛。根块状，呈不规则纺锤形，长达 15 cm 或更长，直径达 8 cm，常 2～3 个相连，表皮有不规则皱纹，内面浅黄色或橙黄色。茎细长扭曲，具纵棱和粉霜。叶柄长 4～15 cm；叶片三角状心形，生于茎下部的叶常较大，长 5～14 cm，宽 4～11 cm，先端钝，具小尖头，基部心形；全缘，上面绿色，具白色晕斑，下面脉隆起。

花 2～3 朵组成短总状花序，偶单花胶生；小花梗细长，基部具叶状苞片 1 枚；花被黄绿色或暗紫色，基部球形，颈部窄缩并弯转，前部扩大并向一侧展开是舌状，舌状体长卵形，先端圆钝或具小凸尖，有 5 条脉；管口具紫色斑块并疏生绒毛；雄蕊贴生于雌蕊周围，花药卵形；合蕊往先端 6 裂，裂片基部向下延伸成波状圆环，柱头乳突状，子房倒卵形，微具 6 棱。

蒴果长椭圆球形，基部下延，连柄长 6～7 cm，黄绿色，具粉霜，熟后自果柄处 6 裂。种子三角状心形，扁平，一面隆起，另一面凹下，外表褐色，密被疣状突起。花期 11 月至翌年 4 月，果期 6～10 月（图 47a、图 47b、图 47c）。

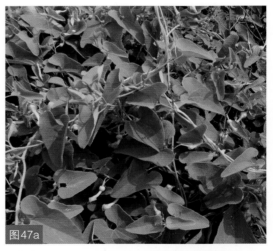

图47a

朱砂莲，藤状灌木；主根圆柱状，单生或自顶部起 2 分叉，干后暗褐色；嫩茎具单列毛。叶对生，薄纸质，无毛或背面具微毛，卵形或卵状长圆形，长 5～12 cm，基部宽 3～7.5 cm，向端部渐尖，基部耳形；叶柄长 2～6 cm。

聚伞花序腋生，长 3～8 cm，着花约 10 朵；花萼裂片外面具微毛，花萼内面基部具腺体 5 枚；花冠淡绿色或白色；副花冠肉质，深 5 裂，裂片卵形，内面中部具 1 圆形的舌状片；花粉块每室 1 个，长圆形，下垂；子房无毛，柱头略微隆起，顶端 2 裂。

蓇葖通常仅 1 枚发育，向端部渐尖，基

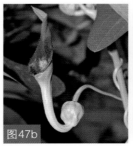

图47b

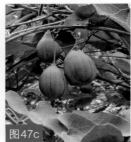

图47c

部狭楔形,长达11 cm,直径1 cm;种子长圆状卵形,顶端略呈截形;种毛白色绢质,长2 cm。花期5~8月,果期7~10月(图47d、图47e)。

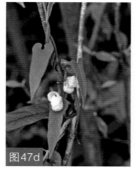
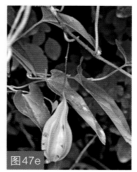

图47d 图47e

【采集】春初新苗发出前或秋后地上茎叶干枯时采挖,去掉残茎及须根,洗净,切片,晒干。

【药材性状】块根呈不规则给节状,长6~18 cm,直径3~8 cm。表面棕黄色至棕红色,有不规则瘤状突起和深皱纹;外皮破裂处呈红棕色。体重,质坚,断面棕色或红棕色,习称"朱砂岔",角质样(图47f、图47g、图47h、图47i)。气微闷臭,味极苦。

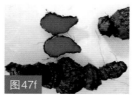
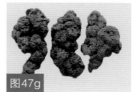

图47f 图47g

【化学成分】含马兜铃酸、马兜铃苷、朱砂莲甲素、朱砂莲乙素、N-β-D马兜铃内酰胺葡萄糖苷、朱砂莲苷、6-氧-香豆酸葡萄糖苷、木兰花碱、轮环藤酚碱和巴婆碱等。朱砂莲的主要毒性成分为马兜铃酸、木兰花碱、轮环藤酚碱和巴婆碱等。

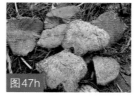
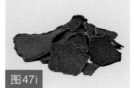

图47h 图47i

【药理作用】具有镇痛作用,体温调节作用,抗癌作用,抗菌作用。

【毒副反应】肾脏毒性。

【性味归经】苦、辛,寒,有小毒。归心、肺、肝经。

【功能主治】清热解毒,消肿止痛。用于肠炎,痢疾,胃、十二指肠溃疡,咽喉肿痛,毒蛇咬伤,痈疖肿毒,外伤出血。

【用法用量】内服:煎汤,5~10 g,鲜品量可酌加;或研末,每次0.5~1 g,每日2次。外用:适量,磨粉,酒或醋调涂。

【注意】朱砂莲长期服用可产生肾脏毒害,致肾功能衰竭等。中毒主要表现和救治方法可参考马兜铃及广防己等来源于马兜铃科植物的中药。

【贮藏】置于干燥通风处。

延胡索

【来源】本品为罂粟科植物延胡索 *Corydalis yanhusuo* W. T. Wang ex Z. Y. Su et C. Y. Wu 的干燥块茎。

【生长环境与分布】野生于山地,稀疏林以及树林边缘的草丛中,喜温暖湿润气候,但能耐寒,怕干旱和强光,生长季节短,大风对其生长不利。产浙江、安徽、江苏、湖北、河南,生丘陵草地,有的地区有引种栽培(陕西、甘肃、四川、云南和北京)。

【植物形态】多年生草本,高10~30 cm。块茎圆球形,直径(0.5)1~2.5 cm,质黄。茎直立,常分枝,基部以上具1鳞片,有时具2鳞片,通常具3~4枚茎生叶,鳞片和下部茎生叶常具腋生块茎。

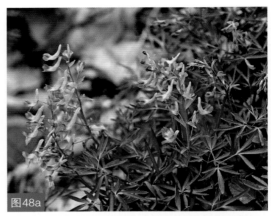

图48a

叶二回三出或近三回三出,小叶三裂或三深裂,具全缘的披针形裂片,裂片长2~2.5 cm,宽5~8 mm;下部茎生叶常具长柄;叶柄基部具鞘。

总状花序疏生5~15花。苞片披针形或狭卵圆形,全缘,有时下部的稍分裂,长约8 mm。花梗花期长约1 cm,果期长约2 cm。花紫红色。萼片小,早落。外花瓣宽展,具齿,顶端微凹,具短尖。上花瓣长(1.5)2~2.2 cm,瓣片与距常上弯;距圆筒形,长1.1~1.3 cm;蜜腺体约贯穿距长的1/2,末端钝。下花瓣具短爪,向前渐增大成宽展的瓣片。内花瓣长8~9 mm,爪长于瓣片。柱头近圆形,具较长的8乳突。蒴果线形,长2~2.8 cm,具1列种子(图48a、图48b)。

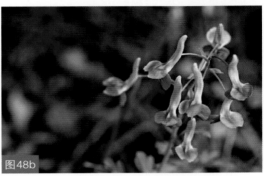

图48b

【采集】地上茎叶枯黄时及时采收。

【药材性状】块茎扁球形,直径5~18 mm,表面灰黄色或黄棕色,底部微凹处为茎痕或根痕,有的块茎成"分瓣"状或上部分成2~3瓣。质坚硬,断面黄色或黄棕色,角质,有蜡样光泽。气微,味苦(图48c、图48d)。

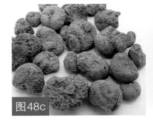

图48c

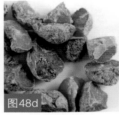

图48d

【化学成分】含生物碱,如紫堇碱、dl-四氢掌叶防己碱、原阿片碱、L-四氢黄连碱、L-四氢非洲防己碱、紫堇鳞茎碱、β-高白屈菜碱等。还含大量淀粉及少量黏液质、树脂、挥发油等。其主要毒性成分为延胡索乙素等。

【药理作用】镇痛作用;催眠、镇静与安定作用;抗焦虑作用;对实验性胃溃疡保护作用;增加冠脉流量、保护心肌作用;抑制心肌钙离子作用;保护脑缺血再灌注损伤作用;抗心律失常作用;肌肉松弛作用;抗肿瘤作用;戒毒作用;对内分泌系统有影响;抑菌作用;改善血液高凝状态;延缓衰老;抗疲劳以及肝损伤保护作用。

【毒副反应】呼吸抑制作用。

【性味归经】辛、苦,温。归肝、脾经。

【功能主治】活血,散瘀,理气,止痛。治疗心腹腰膝诸痛,月经不调,癥瘕,崩中,产后

血晕,恶露不尽,跌打损伤

【用法用量】内服:煎汤,4.5～9 g,或入丸、散。

【注意】血热气虚及孕妇忌服。延胡索毒性较低,一般无明显不良反应,临床偶尔有头晕、面色苍白、嗜睡、四肢无力、呼吸困难、抽搐、血压下降等;重者可引起休克、惊厥、呼吸中枢抑制。中毒救治方法:对症治疗。

【贮藏】置于干燥通风处。

华山参

【来源】本品为茄科植物漏斗泡囊草 *Physochlaina infundibularis* Kuang 的干燥根。

【生长环境与分布】生于阴山坡、沟谷或草地。主产于陕西;山西、河南等地也有分布。

【植物形态】本品为多年生草本。高20～50 cm,全株被毛。根锥状圆柱形,直或弯曲,有的分枝,粗壮,肉质,暗褐色,疏生细侧根,顶端有细长直立根状茎。茎直立,常数茎丛生,有分枝。

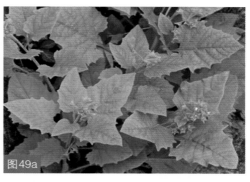

图49a

叶互生,有柄;叶片卵形、宽卵形、三角状宽卵形或近戟形,长3～9 cm,宽4～9 cm,基部楔形下延,有时近截形或浅心形,边全缘或微波状,有时具稀疏不规则牙齿。

聚伞花序顶生或腋生,花萼漏斗形,被密毛;花冠漏斗形,黄色或微带紫色。蒴果瓣裂,包于膨大成球的囊状宿萼内。花期3～5月,果期5～6月(图49a、图49b)。

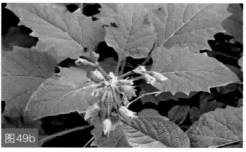

图49b

【采收】春季采挖,除去须根,洗净,晒干。

【药材性状】本品呈长圆锥形或圆柱形,略弯曲,有的有分枝,长10～20 cm,直径1～2.5 cm。表面棕褐色,有黄白色横长皮孔样突起、须根痕及纵皱纹,上部有环纹。顶端常有1至数个根茎,其上有茎痕和疣状突起。质硬,断面类白色或黄白色,皮部狭窄,木部宽广,可见细密的放射状纹理(图49c、图49d)。具烟草气,味微苦,稍麻舌。

【化学成分】根含有效成分为生物碱,其中脂溶性生物碱有莨菪碱、东莨菪碱、山莨菪

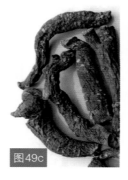

图49c

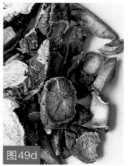

图49d

碱等七种,水溶性生物碱有 5 种,以胆碱为主;此外还有莨菪苷、甾体化合物、有机酸、蔗糖等。阿托品类生物碱为其主要毒性成分。

【药理作用】镇咳、祛痰、平喘作用;中枢神经系统抑制作用;镇静作用;催眠及麻醉作用;调节血压;调节微血管,减轻血管内皮细胞损伤,改善血管流态;抑制平滑肌;镇痛作用;细胞保护作用。

【毒副反应】神经毒;散瞳;使心脏神经麻痹可致心率加快;汗腺分泌停止,体温升高;中枢神经先兴奋而后麻痹。

【性味归经】甘、微苦,温,有毒。归肺、心经。

【功能主治】温肺祛痰,平喘止咳,安神镇惊。用于寒痰喘咳,惊悸失眠。

【用法用量】内服,0.1～0.2 g。或制成喷雾剂吸入,也可制成片剂。

【注意】不宜多服,以免中毒;青光眼患者禁服;孕妇及前列腺重度肥大者慎用。中毒主要表现与阿托品类药物类似。有口干口渴,咽喉干燥,声音嘶哑,瞳孔散大,结膜充血,皮肤潮红,高热,烦躁不安,语言不清,谵妄,举步不稳,抽搐等。或昏睡,四肢发冷,血压下降。中毒救治方法:催吐、洗胃、导泻、补液;其他对症治疗。

【贮藏】置通风干燥处,防蛀。

羊角拗

【来源】本品为夹竹桃科植物羊角拗 *Strophanthus divaricatus* (Lour.) Hook.et Arn. 的根、茎、叶和种子。

【生长环境与分布】生于山坡路旁,疏林湿地,或灌木丛中。我国华南及西南地区均有分布。

【植物形态】藤本或灌木状,具长匍匐茎,长达 4.5 m,除花冠外余无毛,乳汁清或淡黄色。小枝密被皮孔。叶对生,窄椭圆形或倒卵状长圆形,长 3～10 cm,先端短尖,基部楔形,侧脉约 6 对;叶柄长 1 cm。

花萼裂片窄三角形,聚伞花序具花 3～15 朵,花序梗长达 1.5 cm。花梗长 0.4～1.1 cm;花冠黄色,花冠筒长 0.9～1.6 cm,两面被微柔毛或内面无毛,花冠裂片卵形,先端长尾带状,长达 10 cm,基部内面具红色斑点;花冠裂片 10 枚,黄绿色,三角形或锥形,长 0.9～3 mm;花药内藏,药隔长尾尖;子房无毛。

蓇葖果水平叉开,木质,椭圆状长圆形,长 9～15 cm,径 2～3.5 cm。外果皮绿色,干时黑色,具纵条纹;种子纺锤形,长 1.3～2 cm,喙长 1.2～3.4 cm,冠毛长 3.5～5.5 cm。花期 5～7 月,果期 6～12 月(图 50a、图 50b、图 50c)。

【采收】根、茎、叶四季均可采收;果实于秋冬采收,剥取种子,去净种毛,晒干。

【药材性状】羊角拗干燥种子呈纺锤形,扁长,长约 2 cm,宽约 5 mm,基部钝,先端尖,顶部留有着白色丝状长毛的痕迹,脐点在种毛附近的稍下方,种脊位于一侧,白色线状,微突起,表面棕褐色,有纵纹,并微有扭曲。易折断,断面或灰白色,角质样,以手指挤压,有

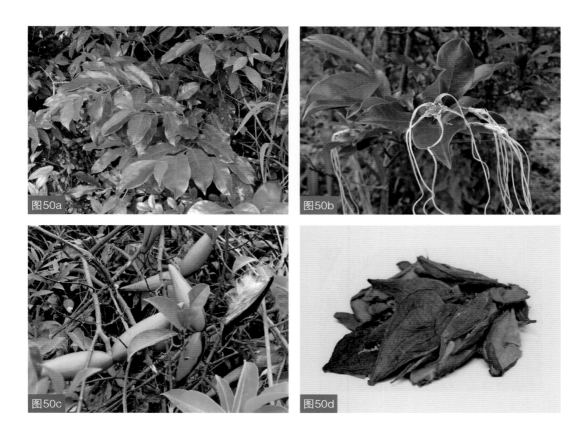

图50a 　图50b

图50c 　图50d

油脂溢出(图50d)。

茎枝圆柱形,略弯曲,多截成30～60 cm的长段;表面棕褐色,有明显的纵沟及纵皱纹,粗枝皮孔灰白色,横向凸起,嫩枝密布灰白色小圆点皮孔;质硬脆,断面黄绿色,木质,中央可见髓部。叶对生,皱缩,展平后呈椭圆状长圆形,长3～8 cm,宽2.5～3.5 cm,全缘,中脉于下面突起。

【化学成分】根、茎、叶均含有强心苷,其中亲脂性苷有:考多苷、伪考多苷、伪考多异苷、羊角拗苷、羊角拗异苷、辛诺苷、异辛诺苷、沙穆托苷。弱亲脂性苷有:D-羊角拗毒毛旋花苷Ⅰ、D-毒毛旋花苷Ⅲ等。此外,根的脂溶性成分主要为何帕-22(29)-烯-3β-醇、棕榈酸乙酯、蒲公英赛酮、豆甾醇、棕榈酸等。种子还含有30%～40%的脂肪油。有毒成分主要为羊角拗苷,毒毛旋花苷等。

【药理作用】对心脏的作用:① 加强心肌收缩力;② 减慢心率;③ 减慢房室间的传导;④ 加强冠状动脉和心肌代谢的营养。具有利尿的作用;小剂量有镇静的作用,大剂量有明显镇静的作用并伴有心率减慢;兴奋子宫平滑肌作用。

【毒副反应】全株植物含毒;尤以种子,含有毒毛旋花子配基,其毒性能刺激心脏,误食致死。

【性味归经】寒、苦,有大毒。归脾、心、肝经。

【功能主治】祛风湿,通经络,解疮毒,杀虫止痒、止痛。用于风湿肿痛,跌打损伤,小儿麻痹后遗症,痈疽,疥癣。

【用法用量】本品有大毒,一般多外用。以茎、叶煎汤,温洗,或碾磨用粉适量加酒、水调敷于患处。

【注意】本品极易中毒。中毒主要表现为头痛、头晕、恶心、呕吐、腹痛、腹泻、烦躁不安、上肢冷汗、面色苍白、瞳孔散大、对光不敏感,继而痉挛、失语,幻觉,神志迷乱、昏迷、心跳停止等。中毒救治方法:催吐、洗胃、导泻、补液;其他对症治疗。

【贮藏】存放于干燥处。防潮,防蛀。

关木通

【来源】本品为马兜铃科植物东北马兜铃 *Aristolochia manshuriensis* Kom. 的干燥藤茎。

【生长环境与分布】生于山野、林缘、溪流两岸、路旁、山坡灌丛中。分布于河北、山西、山东、河南、甘肃和长江流域以南等地。

【植物形态】木质大藤本,长达10余米。茎灰色,老茎具厚木栓层,幼枝及花序密被白色长柔毛。叶革质,心形或卵状心形,长15～29 cm,先端钝圆或短尖,基部心形,下面密被白色长柔毛;叶柄长6～8 cm。

花1～2朵,腋生。花梗长1.5～3 cm;小苞片卵状心形或心形,长约1 cm,绿色,近无柄;花被筒中部马蹄形弯曲,下部管状,长5～7 cm,径1.5～2.5 cm,檐部盘状,径4～6 cm,上面暗紫色,疏被黑色乳点,3裂;喉部圆形,径0.5～1 cm,具领状环;花药长圆形,合蕊柱3裂。

蒴果长圆柱形,长9～11 cm,具6棱。种子三角状心形,长6～7 mm,灰褐色,背面平凸,被疣点。花期6～7月,果期8～9月(图51a、图51b、图51c、图51d、图51e、图51f)。

【采收】秋、冬二季采收。除去粗皮,晒干。

【药材性状】本品呈长圆柱形,稍扭曲,长1～2 m,直径1～6 cm。表面灰黄色或棕

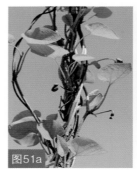
图51a

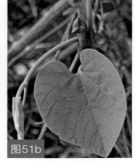
图51b

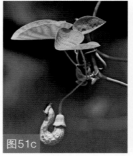
图51c

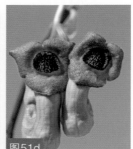
图51d

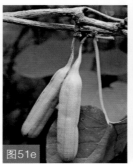
图51e

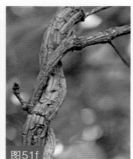
图51f

黄色,有浅纵沟及棕褐色残余粗皮的斑点。节部稍膨大,有1枝痕。体轻,质硬,不易折断,断面黄色或淡黄色,皮部薄,木部宽广,有多层整齐环状排列的导管,呈筛网状,射线放射状,髓部不明显(图51g)。摩擦残余粗皮,有樟脑样臭。气微,味苦。

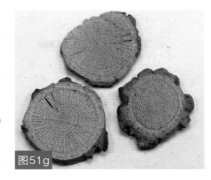

图51g

【化学成分】主要含马兜铃酸(aristolochic acid)A、B、D、Ⅳ,马兜铃苷及青木香酸、齐墩果酸、常春藤皂苷元、木兰碱、β-谷甾醇等。毒性成分主要为马兜铃酸。

【药理作用】对心脏有类似洋地黄样作用,可使血压先升后降;具有抗菌、抗肿瘤、利尿作用。

【毒副反应】肾毒性,消化系统毒性,神经系统损害;可能致癌(尤其是泌尿系统癌症)。

【性味归经】苦,寒,有毒。归心、小肠、膀胱经。

【功能主治】清心火,利小便,通经下乳。用于口舌生疮,心烦尿赤,水肿,热淋涩痛,白带,经闭乳少,湿热痹痛。

【用法用量】3～6 g。

【注意】不可多用、久服;肾功能不全及孕妇忌服。中毒主要表现为上腹不适、呕吐、头痛、胸闷、腹胀痛、腹泻、水肿、尿频尿急、不能平卧、神志不清、昏迷等。中毒救治方法:出现肾功能损害时,应限制液体输入,防止脑和肾水肿;口服碳酸氢钠5～10 g;其他对症治疗。

【贮藏】置阴凉干燥处。

关白附

【来源】本品为毛茛科植物黄花乌头 Aconitum coreanum Raipaics 的块根。

【生长环境与分布】本品生于山坡灌木丛或高山草丛中。分布于黑龙江、辽宁、吉林和河北北部等地。

【植物形态】本品为多年生草本,高50～120 cm。茎直立,单一,疏生反曲微柔毛。叶互生,掌状3～5全裂,最终裂片线形。

总状花序顶生密被反曲微柔毛;萼片5,淡黄色,外面密被反曲微柔毛,上萼片盔状;花瓣2,距极短;雄蕊多数;雌蕊3,密被白色微柔毛。

蓇葖果,茸毛较少。花期8～9月,果期10月(图52a、图52b)。

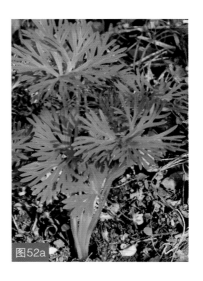

图52a

【采收】秋季采挖,除去细根,晒干。

【药材性状】母根长圆锥形,长5～10 cm,直径0.6～1.3 cm,表面灰棕色,有纵皱纹、沟纹及横长突起的根痕,顶端有茎基。子根呈卵形或椭圆形,长1.5～3.5 cm,直径0.6～2 cm,表面棕黄色,有细纵纹,顶端有芽痕。质坚硬,断面类白色,粉性,中柱部分导管呈星点状(图52c)。气微,味辛辣麻舌。

【化学成分】块根含生物碱类,如乌头碱、次乌头碱、关附甲、乙、丙、丁戊素、关附胺醇等。还含β-谷甾醇、胡萝卜苷、油酸等。主要毒性成分为次乌头碱。

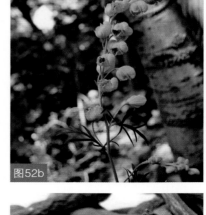

图52b

【药理作用】抗心律失常;减慢心率;抑制心肌收缩力;减少细胞内钙的释放;抗血小板聚集;抗炎、镇痛;抗缺氧;协同戊巴比妥钠催睡;免疫增强,可应用于调节免疫功能和治疗肿瘤;白附多糖抑制超氧自由基、羟自由基。

【毒副反应】双脂类生物碱具有较强胃肠刺激性,具有心脏毒性和对循环系统的毒性,能造成心律失常及呼吸抑制。

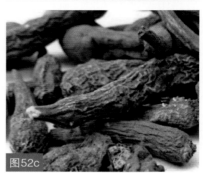

图52c

【性味归经】性温,味辛、甘,有毒。归肝、胃经。

【功能主治】祛寒湿,止痛。用于腰膝关节冷痛,头痛,口眼歪斜,冻疮。

【用法用量】用量1.5～3 g,生关白附0.15～0.45 g。一般炮制后用。外用:酌量。

【注意】孕妇及阴虚、热盛者忌服。中毒主要表现为:口舌发麻,恶心,头晕,呕吐,烦躁,二便失禁,皮肤出汗,四肢厥冷,呼吸困难,瞳孔散大,血压下降等。中毒救治方法:催吐,洗胃,补液;其他对症治疗。

【贮藏】存放于干燥处。防潮,防蛀。

寻骨风

【来源】本品为马兜铃科植物绵毛马兜铃 *Aristolochia mollissima* Hance.的干燥根茎或全草。

【生长环境与分布】生于低山草丛、山坡灌丛或路旁。分布于山西、陕西、山东、江苏、浙江、江西、河南、湖南、贵州等地。

【植物形态】木质藤本;根细长,圆柱形;嫩枝密被灰白色长绵毛,老枝无毛,干后常有纵槽纹,暗褐色。

叶纸质,卵形、卵状心形,长3.5～10 cm,宽2.5～8 cm,顶端钝圆至短尖,基部心形,基部两侧裂片广展,湾缺深1～2 cm,边全缘,上面被糙伏毛,下面密被灰色或白色长绵毛,基出脉5～7条,侧脉每边3～4条;叶柄长2～5 cm,密被白色长绵毛。

花单生于叶腋,花梗长1.5～3 cm,直立或近顶端向下弯,中部或中部以下有小苞片;小苞片卵形或长卵形,长5～15 mm,宽3～10 mm,无柄,顶端短尖,两面被毛与叶相同;花被管中部急剧弯曲,下部长1～1.5 cm,直径3～6 mm,弯曲处至檐部较下部短而狭,外面密生白色长绵毛,内面无毛;檐部盘状,圆形,直径2～2.5 cm,内面无毛或稍被微柔毛,浅黄色,并有紫色网纹,外面密生白色长绵毛,边缘浅3裂,裂片平展,阔三角形,近等大,顶端短尖或钝;喉部近圆形,直径2～3 mm,稍呈领状突起,紫色;花药长圆形,成对贴生于合蕊柱近基部,并与其裂片对生;子房圆柱形,长约8 mm,密被白色长绵毛;合蕊柱顶端3裂;裂片顶端钝圆,边缘向下延伸,并具乳实状突起。

蒴果长圆状或椭圆状倒卵形,长3～5 cm,直径1.5～2 cm,具6条呈波状或扭曲的棱或翅,暗褐色,密被细绵毛或毛常脱落而变无毛,成熟时自顶端向下6瓣开裂;种子卵状三角形,长约4 mm,宽约3 mm,背面平凸状,具皱纹和隆起的边缘,腹面凹入,中间具膜质种脊。花期4～6月,果期8～10月(图53a、图53b、图53c)。

【采集】夏秋季采收。晒干,切段,生用。

【药材性状】根茎细长圆柱形,多分枝,直径约2 mm,少数达5 mm。表面棕黄色,有纵向纹理,节间纹理,节间长1～3 cm。质韧而硬,断面黄白色。茎淡绿色,直径1～2 mm,密被白色绵毛。叶皱缩卷曲,灰绿色或黄绿色,展平后呈卵状心形,先端钝圆或短尖,两面密被白绵毛,全缘(图53d、图53e)。质脆易碎。气微香,味苦、辛。

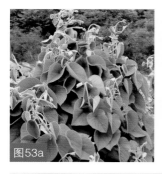
图53a

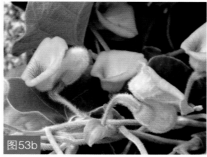
图53b

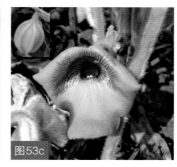
图53c

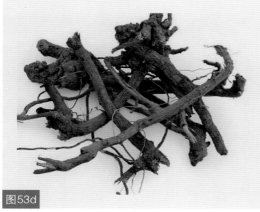
图53d

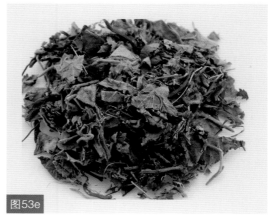
图53e

【化学成分】含有尿囊素、马兜铃内酯、绵毛马兜铃内酯、9-乙氧基马兜铃内酰胺、马兜铃酸A和D，香草酸、棕榈酮、正三十醇、β-谷甾醇、胡萝卜苷等；含挥发油及糖类等成分。还含有Fe、Cu、Zn、Mn、Mg、Ca等微量元素，其中Ca、Mg、Fe的含量高出普通中草药十倍甚至百倍。其主要毒性成分为马兜铃酸等生物碱、内酯等。

【药理作用】镇痛、消炎、解热作用（总生物碱部分镇痛、消炎作用明显优于非生物碱部分）；抗肿瘤作用；抗着床、抗早孕作用；促癌作用；增强免疫功能；抗感染作用；提高肝、脾细胞的代谢能力；天然钙调素拮抗剂。

【毒副反应】肾脏毒性；抗生育。

【性味归经】辛、苦、平。归肝、胃经。

【功能主治】祛风除湿，活血通络；止痛。主治风湿痹痛；肢体麻木；筋骨拘挛；脘腹疼痛；跌打伤痛；外伤出血；乳痈及多种化脓性感染；腹痛；疟疾。

【用法用量】内服：煎汤，10～20 g；或浸酒。

【注意】阴虚内热者不宜服用；不宜大量或长期服用；肾病患者忌用。中毒主要表现及中毒救治方法参见"马兜铃"。

【贮藏】置于干燥通风处。

防 己

【来源】本品为防己科植物粉防己 *Stephania tetrandra* S.Moore 的干燥根。

【生长环境与分布】分布于海拔700 m以下的低、中山地的灌丛，疏林下或林缘半阴湿的环境中。主要分布于江西、浙江、广东、广西、安徽、福建等地。

【植物形态】草质藤本，高约1～3 m；主根肉质，柱状；小枝有直线纹。叶纸质，阔三角形，有时三角状近圆形，长通常4～7 cm，宽5～8.5 cm或过之，顶端有凸尖，基部微凹或近截平，两面或仅下面被贴伏短柔毛；掌状脉9～10条，较纤细，网脉甚密，很明显；叶柄长3～7 cm。

花序头状，于腋生、长而下垂的枝条上作总状式排列，苞片小或很小；雄花：萼片4或有时5，通常倒卵状椭圆形，连爪长约0.8 mm，有缘毛；花瓣5，肉质，长0.6 mm，边缘内折；聚药雄蕊长约0.8 mm；雌花：萼片和花瓣与雄花的相似。

核果成熟时近球形，红色；果核径约5.5 mm，背部鸡冠状隆起，两侧各有约15条小横肋状雕纹。花期夏季，果期秋季（图54a、图54b、图54c）。

【采收】秋季采挖，洗净，除去粗皮，晒至半干，切段，个大者再纵切，干燥。

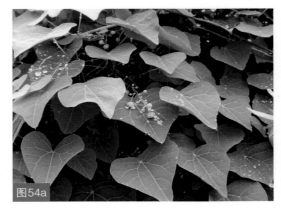

图54a

【**药材性状**】本品呈不规则圆柱形、半圆柱形或块状，多弯曲，长5～10 cm，直径1～5 cm。表面淡灰黄色，在弯曲处常有深陷横沟而成结节状的瘤块样。体重，质坚实，断面平坦，灰白色，富粉性，有排列较稀疏的放射状纹理（图54d、图54e）。气微，味苦。

【**化学成分**】含生物碱类，主要为双苄基异喹啉类生物碱，如汉防己甲素（又称汉防己碱、粉防己碱）、汉防己乙素、轮环藤酚碱等。其他包括氧化防己碱、粉防己碱D盐酸盐、荷苞牡丹碱等。还含黄酮苷、酚类、有机酸、挥发油及糖类等。汉防己甲素是造成其不良反应的主要成分。

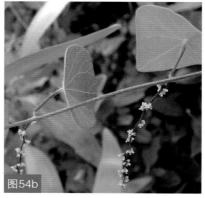

图54b

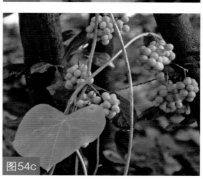

图54c

【**药理作用**】对缺血再灌注损伤心脏具有保护作用；降压作用；抗肝纤维化作用；逆转肿瘤细胞多药耐药性作用；抗癌作用；松弛横纹肌作用；对子宫收缩有明显松弛作用；消炎作用；扩张冠脉作用；抗过敏作用；解热作用；抑制血小板黏附功能及血栓形成；镇痛作用。

【**毒副反应**】严重的组织刺激；淋巴组织退行性变；肝、肾损害；遗传毒性。

【**性味归经**】苦，寒。归膀胱、肺经。

【**功能主治**】利水消肿，祛风止痛。用于水肿脚气、小便不利、风湿痹痛、湿疹疮毒、高血压病。

【**用法用量**】5～10 g。

【**注意**】不能过量服用。中毒主要表现为恶心、呕吐、震颤、共济失调、肌张力增加、四肢麻痹、血压下降、血红蛋白血症、血红蛋白尿、呼吸困难等。中毒救治方法：减少外界刺激，保持周围环境的安静和温暖。催吐，洗胃，补液；其他对症治疗。

【**贮藏**】置干燥处，防霉，防蛀。

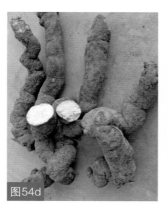

图54d

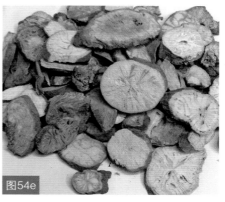

图54e

红大戟

【来源】本品为茜草科植物红大戟 Knoxia valerianoides Thorel et Pitard 的干燥块根。

【生长环境与分布】生于山坡草丛半阴半阳处,分布于云南、贵州、广西、广东、福建、西藏等地。

【植物形态】多年生草本,高30～100 cm,块根通常2～3个,纺锤状,表面红褐色或棕褐色。茎直立或上部稍呈蔓状,稍具棱,不分枝或很少分枝。

叶对生,无柄;叶片长椭圆形至条状披针形,长2～4 cm,宽0.5～3 cm,先端窄或短渐尖,基部楔形,全缘,有短毛,尤以脉上为多。

顶生聚伞花序,花多数,密集成球形,直径1～1.5 cm,花小,淡紫红色或有时白色,无柄;花萼4齿裂;花冠管状漏斗形,长2～3 cm,喉部密被长毛,先端4裂;雄蕊4,着生于花冠管中部;子房下位,两室,花柱细长,柱头两裂。果实很小,卵形或椭圆形(图55a、图55b)。

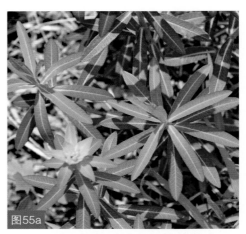
图55a

【采收】夏秋挖根,除去茎及须根,洗净、晒干,或用开水烫过,则易晒干。

【药材性状】本品略呈纺锤形或长圆锥形,偶有分枝,稍弯曲,长2～15 cm,直径0.6～1.2 cm,表面红褐色或红棕色,粗糙,有扭曲的纵皱纹,有时可见横生皮孔及支根残基或支根痕;上端常有细小茎痕(图55c)。质坚实,断面皮部红褐色,木部棕黄色。无臭,味甘、微腥。

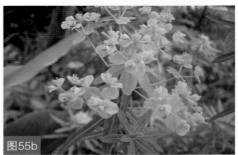
图55b

【化学成分】含蒽醌类,主要含有4种蒽醌类成分:虎刺醛、甲基异茜草素、3-羟基巴戟醌、红大戟素。此外还含有大戟素甲、乙、丙,含齐墩果酸、苯甲酸等。

【药理作用】抑菌作用;利尿作用;泻下作用。

【毒副反应】刺激性。

【性味归经】寒,苦,有小毒。归肺、脾、肾经。

【功能主治】泻水逐饮,攻毒消肿散结。用于胸腹积水,痰饮喘满,水肿腹胀,二便不利,痈肿疮毒,痰核瘰疬。

【用法用量】内服:煎汤,1.5～3 g,或入丸、

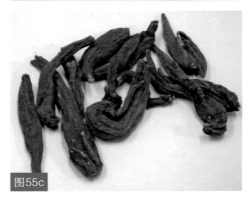
图55c

散；外用：煎水熏洗。

【注意】不与甘草同服，孕妇及体质虚寒者忌服。毒性小，中毒主要表现为恶心、呕吐、腹泻等消化道刺激症状。中毒救治方法：对症治疗。

【贮藏】存放于干燥处。防潮，防蛀。

芫 花

【来源】本品为瑞香科植物芫花 *Daphne genkwa* Sieb.et Zucc. 的花蕾。

【生长环境与分布】生于海拔300～1 000 m的路旁及山坡林间。宜温暖的气候，性耐旱怕涝，分布于长江流域以南及山东、河南、陕西等地。

【植物形态】落叶灌木，高达1 m。多分枝；树皮褐色，无毛；小枝圆柱形，细瘦，芫花干燥后多具皱纹，幼枝黄绿色或紫褐色，密被淡黄色丝状柔毛，老枝紫褐色或紫红色，无毛。

叶对生，稀互生，纸质，卵形或卵状披针形至椭圆状长圆形，长3～6 cm，宽1.5～2 cm，先端急尖或短渐尖，基部宽楔形或钝圆形，边缘全缘，上面绿色，干燥后黑褐色，下面淡绿色，干燥后黄褐色，幼时密被绢状黄色柔毛，老时则仅叶脉基部散生绢状黄色柔毛，侧脉5～7对，在下面较上面显著；叶柄短或几无，长约2 mm，具灰色柔毛。

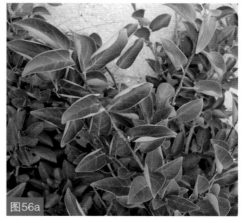
图56a

花先叶开放，紫色或淡蓝紫色，常3～7花簇生叶腋或侧生，比叶先开放，易于与其他种相区别。花梗短，具灰黄色柔毛；花萼筒细瘦，筒状，长6～10 mm，外面具丝状柔毛，裂片4，卵形或长圆形，长5～6 mm，宽4 mm，顶端圆形，外面疏生短柔毛；雄蕊8，2轮，分别着生于花萼筒的上部和中部，花丝短，长约0.5 mm，花药黄色，卵状椭圆形，长约1 mm，伸出喉部，顶端钝尖；花盘环状，不发达；子房长倒卵形，长2 mm，密被淡黄色柔毛，花柱短或无，柱头头状，橘红色。果实肉质，白色，椭圆形，长约4 mm，包藏于宿存的花萼筒的下部，具1颗种子。花期3～5月，果期6～7月（图56a、图56b）。

【采收】春季花未开放时采收，除去杂质，干燥。

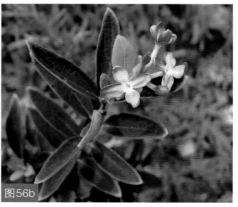
图56b

【药材性状】常3～7朵生于短花轴上，基部有苞片1～2片，多脱落为单朵。单朵为棒状，多弯曲,长1～1.7 cm,直径约为1.5 mm;花被筒表面淡紫色或灰绿色,密被短柔毛,先端4裂呈花冠状,裂片淡紫色或黄棕。质软(图56c)。气微,味甘、微辛。

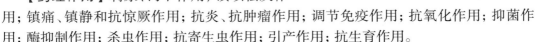

图56c

【化学成分】主要成分为含芫花素、芹菜素、羟基芫花素、芫花瑞香素、淡黄木樨草苷、淡黄木樨草苷-7-甲醚。还含三萜、香豆素、木脂素、挥发油和神经酰胺等。主要毒性成分为芫花素、羟基芫花素等。

【药理作用】利尿、泻下作用;镇咳祛痰作用;镇痛、镇静和抗惊厥作用;抗炎、抗肿瘤作用;调节免疫作用;抗氧化作用;抑菌作用;酶抑制作用;杀虫作用;抗寄生虫作用;引产作用;抗生育作用。

【毒副反应】局部刺激性,肝毒性,溶血性。

【性味归经】性寒,味苦,辛,有毒。归肺、脾、肾经。

【功能主治】泻水逐饮,解毒杀虫。用于水肿胀满、胸腹积水、痰饮积聚、气逆喘咳、二便不利、疥癣秃疮、冻疮。

【用法用量】煎服,1.5～3 g;入丸、散服,每次0.6 g。外用适量。内服醋制用,以降低毒性。

【注意】体质虚弱者禁服;孕妇禁服;不宜与甘草同用。中毒主要表现为恶心呕吐、腹痛腹泻、头晕头痛、痉挛、抽搐、出血性下痢、尿少尿闭、昏迷等;或外用局部刺激反应。中毒救治方法:催吐,洗胃,补液;其他对症治疗。

【贮藏】置通风干燥处,防霉,防蛀。

花 椒

【来源】本品为芸香科植物青椒*Zanthoxylum schinifolium* Sieb.et Zucc.或花椒*Zanthoxylum bungeanum* Maxim.的干燥成熟果皮。

【生长环境与分布】青椒,生于山坡及林缘灌木丛中,主产于辽宁、江苏、四川等地。花椒,生于路旁、山坡的灌木丛中。也有栽培。主产于四川、重庆、陕西、山西、山东、河北等省,以四川汉源、陕西凤县韩城产者品质最佳。

【植物形态】花椒,高3～7 m的落叶小乔木;茎干上的刺常早落,枝有短刺,小枝上的刺基部宽而扁且劲直的长三角形。

叶有小叶5～13片,叶轴常有甚狭窄的叶翼;小叶对生,无柄,卵形,椭圆形,稀披针形,位于叶轴顶部的较大,近基部的有时圆形,长2～7 cm,宽1～3.5 cm,叶缘有细裂齿,齿缝有油点。其余无或散生肉眼可见的油点,叶背基部中脉两侧有丛毛或小叶两面均被柔毛,中脉在叶面微凹陷。

花序顶生或生于侧枝之顶，花序轴及花
梗密被短柔毛或无毛；花被片6～8片，黄绿
色，形状及大小大致相同；雄花的雄蕊5枚
或多至8枚；退化雌蕊顶端叉状浅裂；雌花
很少有发育雄蕊，有心皮3或2个，间有4个，
花柱斜向背弯。果紫红色，单个分果瓣径
4～5 mm，散生微凸起的油点，顶端有甚短的
芒尖或无；种子长3.5～4.5 mm。花期4～5
月，果期8～10月（图57a、图57b、图57c、图
57d、图57f）。

青椒，通常高1～2 m的灌木；茎枝有短
刺，刺基部两侧压扁状，嫩枝暗紫红色。

叶有小叶7～19片；小叶纸质，对生，几
无柄，位于叶轴基部的常互生，其小叶柄长
1～3 mm，宽卵形至披针形，或阔卵状菱形，
长5～10 mm，宽4～6 mm，稀长达70 mm，宽
25 mm，顶部短至渐尖，基部圆或宽楔形，两
侧对称，有时一侧偏斜，油点多或不明显，叶
面有在放大镜下可见的细短毛或毛状凸体，
叶缘有细裂齿或近于全缘，中脉至少中段以
下凹陷。

花序顶生，花或多或少；萼片及花瓣均
5片；花瓣淡黄白色，长约2 mm；雄花的退
化雌蕊甚短。2～3浅裂；雌花有心皮3个，
很少4或5个。分果瓣红褐色，干后变暗苍
绿或褐黑色，径4～5 mm，顶端几无芒尖，油
点小；种子径3～4 mm。花期7～9月，果期
9～12月（图57e、图57g）。

【采收】秋季采收成熟果实，晒干，除去
种子和杂质。

【药材性状】花椒，蓇葖果多单生，直径
4～5 mm。外表面紫红色或棕红色，散有多
数疣状突起的油点，直径0.5～1 mm，对光观
察半透明；内表面淡黄色（图57f）。香气浓，
味麻辣而持久。

青椒，多为2～3个上部离生的小蓇葖
果，集生于小果梗上，蓇葖果球形，沿腹缝线

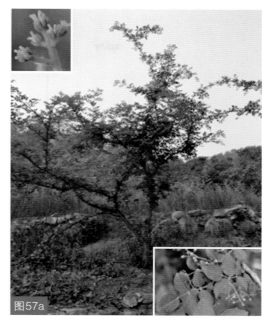

图57a

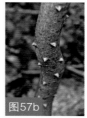

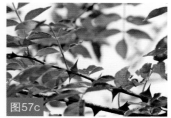

图57b　　图57c

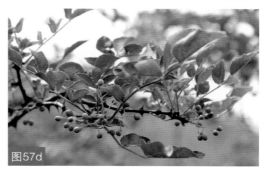

图57d

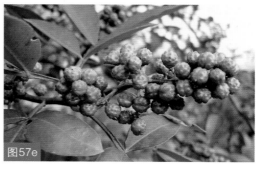

图57e

开裂,直径3～4 mm,外表面灰绿色或暗绿色,散有多数油点和细密的网状隆起皱纹;内表面类白色,光滑。内果皮常由基部与外果皮分离。残存种子呈卵形,长3～4 mm,直径2～3 mm,表面黑色,有光泽(图57g)。气香,味微甜而辛。

【化学成分】主要含挥发油(0.7%～9%),如柠檬烯、蒎烯、牻牛儿醇和胡椒酮等;还含有生物碱、酰胺、香豆素、木质素、黄酮、三萜、甾醇、脂肪酸类等。花椒的主要毒性成分为挥发油。

【药理作用】具有抗肿瘤、麻醉、镇痛、抗菌杀虫、抗动脉粥样硬化、抗消化道溃疡、抗腹泻、保肝利胆、抗氧化、止咳、平喘、抗疟疾、抗衰老、抗疲劳和抗缺血等作用。

【毒副反应】具有呼吸系统、消化系统和神经系统毒性。

【性味归经】辛,温。归脾、胃、肾经。

【功能主治】温中止痛,杀虫止痒。用于脘腹冷痛,呕吐泄泻,虫积腹痛;外治湿疹,阴痒。

【用法用量】3～6 g。外用适量,煎汤熏洗。

【注意】不可过量服用。中毒主要表现为恶心、呕吐、口干、头晕,严重者抽搐、谵妄、昏迷、呼吸困难等。中毒救治方法:早期可选择催吐洗胃,或口服牛奶、蛋清或面糊等,导泻。静脉输液,呼吸困难者吸氧等对症治疗。

【贮藏】置通风干燥处。

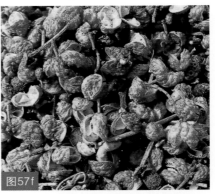
图57f

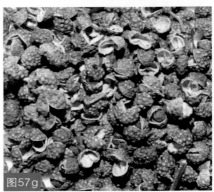
图57g

苍耳子

【来源】本品为菊科植物苍耳 *Xanthium sibiricum* Patr.的干燥成熟带总苞的果实。

【生长环境与分布】广泛分布于全国各地,常生于荒野、路边和草地等处。

【植物形态】一年生草本,高30～90 cm,全株密被白色短毛。茎直立。叶互生,叶柄较长,叶片三角状卵形或心形,通常3浅裂。

头状花序单性同株,雄花序球形,密集枝端;雌花序椭圆形,生于叶腋,有2花,总苞片2～3列,内列2总苞片较大,结合成一个2室的囊状总苞,顶端有2喙,外面有钩刺。

瘦果2,包藏于有刺的总苞内。花期7～8月,果期9～10月(图58a、图58b)。

【采收】秋季果实成熟时采收,干燥,除去梗、叶等杂质。

【药材性状】本品呈纺锤形或卵圆形,长1～1.5 cm,直径0.4～0.7 cm。表面黄棕色或黄绿色,全体有钩刺,顶端有2枚较粗的刺,分离或相连,基部有果梗痕。质硬而韧,横

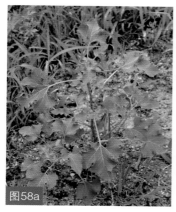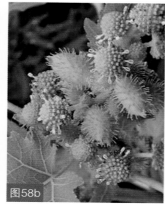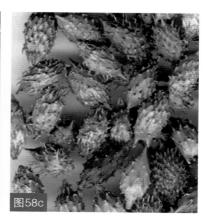

图58a　　图58b　　图58c

切面中央有纵隔膜,2室,各有1枚瘦果。瘦果略呈纺锤形,一面较平坦,顶端具1突起的花柱基,果皮薄,灰黑色,具纵纹。种皮膜质,浅灰色,子叶2,有油性(图58c)。气微,味微苦。

【化学成分】主要包括酚酸类、贝壳杉烯类、倍半萜内酯、脂肪油、挥发油、蛋白质、黄酮等。其主要毒性成分为苍术苷、羧基苍术苷、4'-去磺基苍术苷等。

【药理作用】具有抗菌、抗炎、镇痛、抗过敏、抗氧化、抗病毒、抗肿瘤等作用。

【毒副反应】具有肝脏毒性、肾毒性、心血管系统毒性、神经系统毒性、致突变及变态反应等。

【性味归经】辛,苦,温,有毒。归肺经。

【功能主治】散风寒,通鼻窍,祛风湿。用于风寒头痛,鼻塞流涕,鼻衄,鼻渊,风疹瘙痒,湿痹拘挛。

【用法用量】3～10 g。

【注意】不宜过量服用。中毒后轻者乏力,精神萎靡,头痛,头晕,腹痛,腹泻或发热,颜面潮红,结膜充血,荨麻疹等。重者烦躁不安或终日昏沉嗜睡,昏迷,惊厥,心率快或心律失常,黄疸、肝大、出血倾向,尿闭,尿中出现红细胞等。中毒救治方法:洗胃、导泻,静脉输入5%葡萄糖氯化钠及维生素C,口服枸橼酸等。

【贮藏】置干燥处。

两头尖

【来源】本品为毛茛科植物多被银莲花 *Anemome raddeana* Regel 的干燥根茎。

【生长环境与分布】多生长在海拔800 m左右的山地林中或草地阴处。分布于东北等地。

【植物形态】多年生草本,植株高达30 cm。根茎长2～3 cm,径3～7 mm。基生叶1,具长柄;叶3全裂,全裂片具细柄,2～3深裂,近无毛。花葶近无毛;苞片3,具柄,近扇形,

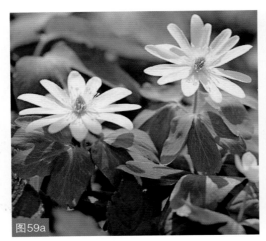
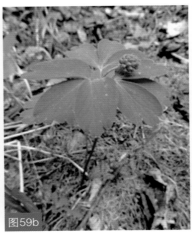

长1～2 cm，3全裂，中裂片倒卵形或倒卵状长圆形，近先端疏生小齿，侧裂片稍斜。

花梗长1～1.3 cm；萼片9～15，白色，长圆形，长1.2～1.9 cm；花丝丝状，花药长圆形；心皮约30，子房密被短柔毛，花柱短（图59a、图59b）。蓇葖果具短毛。花期4～5月，果实5～6月。

【采收】夏季采挖，除去须根，洗净，干燥。

【药材性状】本品呈类长纺锤形，两端尖细，微弯曲，其中近一端处较膨大，长1～3 cm，直径2～7 mm。表面棕褐色至棕黑色，具微细纵皱纹，膨大部位常有1～3个支根痕呈鱼鳍状突起，偶见不明显的3～5环节。质硬而脆，易折断，断面略平坦，类白色或灰褐色，略角质样（图59c）。气微，味先淡后微苦而麻辣。

【化学成分】根茎含齐墩果酸、薯蓣皂苷元、竹节香附皂苷、红背银莲花皂苷R_8和R_9、毛茛苷、白头翁素及竹节香附皂苷H（其中竹节香附皂苷A又叫作多被银莲花素A）、常春藤皂苷B和五加苷K等。尚含有内酯、香豆素、挥发油、油脂、氨基酸和多糖等。

白头翁素、原白头翁素、毛茛苷、总皂苷、皂苷D、F、H可能是两头尖的主要毒性成分。

【药理作用】抗肿瘤作用；抑菌作用；抗炎作用；镇痛作用；解热作用；镇静作用；抗惊厥；抗组胺作用。

【毒副反应】溶血作用，心脏毒性。

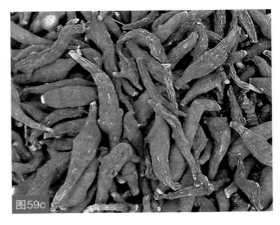

【性味归经】辛，热，有毒。归脾经。

【功能主治】祛风湿，消痈肿。用于风寒湿痹，四肢拘挛，骨节疼痛，痈肿溃烂。

【用法用量】1～3 g。外用适量。

【注意】孕妇禁用。中毒主要表现为恶心、呕吐、腹痛、头晕等。中毒救治方法：早期可选择催吐洗胃，或导泻；静脉输液；其他对症治疗。

【贮藏】存放于阴凉干燥处。

两面针

【来源】本品为芸香科植物两面针 *Zanthoxylum nitidum*（Roxb.）DC. 的干燥根。

【生长环境与分布】生于海拔800 m以下的湿热地方，山地、平地的疏林、灌丛中、荒山草坡的有刺灌丛中较常见。分布于广西、广东、福建等地。

【植物形态】幼龄植株为直立的灌木，成龄植株攀援于它树上的木质藤本。茎、枝、叶轴下面和小叶中脉两面均着生钩状皮刺。

单数羽状复叶，长7～15 cm；小叶3～11，对生，革质，卵形至卵状矩圆形，无毛，上面稍有光泽，顶端有明显凹口，凹口处有油点，边缘有疏浅裂齿，齿缝处有油点，有时全缘；侧脉及支脉在两面干后均明显且常微凸起，中脉在叶面稍凸起或平坦。

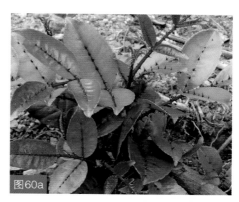
图60a

伞房状圆锥花序，腋生；花4数；萼片上部紫绿色，宽约1 mm；花瓣淡黄绿色，卵状椭圆形或长圆形，长约3 mm；雄蕊长5～6 mm；雌花的花瓣较宽，无退化雄蕊或为极细小的鳞片状体；子房圆球形，花柱粗而短，柱头头状。蓇葖果成熟时紫红色，有粗大腺点，顶端正具短喙。花期3～5月，果期9～11月（图60a、图60b、图60c）。

【采收】全年可采收。挖取根部，洗净泥沙，切成片、块或短段，晒干。

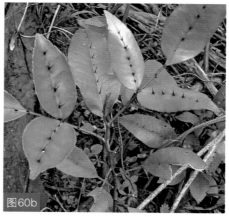
图60b

【药材性状】本品为厚片或圆柱形短段，长2～20 cm，厚0.5～6 cm，少数10 cm。表面淡棕黄色或淡黄色，有鲜黄色或黄褐色类圆形皮孔。切断面较光滑，皮部淡棕色，木部淡黄色，可见同心性环纹及密集的小孔。质坚硬（图60d、图60e）。气微香，味辛辣麻舌而苦。

【化学成分】含生物碱类，如两面针碱、氯化两面针碱、氧化两面针、双氢两面针碱、鹅掌楸碱、6-甲氧基-5、6-双氢白屈菜红碱、α-别隐品碱、茵芋碱、布枯苷、光叶花椒碱酮等。还含有香豆素、木脂素、甾体、黄酮、有机酸及挥发油等。

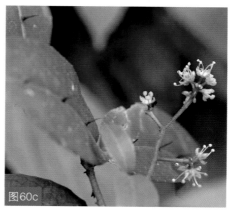
图60c

主要毒性成分为氯化两面针碱、氧化两面针碱、二氢两面针碱等。

【**药理作用**】具有镇痛、抗炎、抗菌、抗肿瘤等方面的作用；另外具有抗溃疡、抗心肌缺血损伤、抗脑缺血和保肝等药理作用。

【**毒副反应**】周围神经系统毒性；中枢神经系统毒性；肝、肾细胞毒性；胚胎毒性。

【**性味归经**】苦、辛，平，有小毒。归肝、胃经。

【**功能主治**】行气止痛，活血化瘀，祛风通络。用于气滞血瘀引起的跌打损伤、风湿痹痛、胃痛、牙痛，毒蛇咬伤；外治汤火烫伤。

【**用法用量**】5～10 g。外用适量，研末调敷或煎水洗患处。

【**注意**】不能过量服用。忌与酸味食物同服。中毒主要表现为腹痛，下痢，全身皮肤发红发痒，轻度烦躁，呼吸稍促，恶心呕吐，血压升高，头晕，眼花等。中毒救治方法：催吐，洗胃，导泻；其他对症治疗。

【**贮藏**】用麻袋装载，存放于阴凉干燥处。防潮，防蛀。

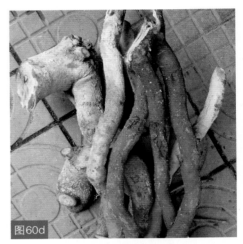

图60d

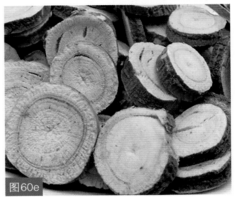

图60e

吴茱萸

【**来源**】本品为芸香科植物吴茱萸 *Euodia rutaecarpa*（Juss.）Benth.、石虎 *Euodia rutaecarpa*（Juss.）Benth. var. *officinalis*（Dode）Huang 或疏毛吴茱萸 *Euodia rutaecarpa*（Juss.）Benth. var. *bodinieri*（Dode）Huang 的干燥近成熟果实。

【**生长环境与分布**】生于海拔800 m以下的温热山地、丘陵、平地的疏林、灌丛中。野生较少，多见栽培。主产贵州、广西、湖南、云南、陕西、浙江、四川等地。

【**植物形态**】常绿灌木或小乔木，高2.5～5 m。幼枝、叶轴、小叶柄均密被黄褐色长柔毛。

单数羽状复叶，对生；小叶3～4对，椭圆形至卵形，长5～15 cm，宽2.5～6 cm，先端短尖，急尖，少有渐尖，基部楔形至圆形，全缘，罕有不明显的圆锯齿，两面均密被淡黄色长柔毛，厚纸质或纸质，有透明油点。

花单性，雌雄异株，聚伞花序，偶成圆锥状，顶生；花轴基部有苞片2枚，上部的苞片鳞片状；花小，黄白色。萼片5，广卵形，外侧密披淡黄色短柔毛；花瓣5，长圆形，内侧密被白色长柔毛;雄花有雄蕊5枚,长于花瓣,花药基着,椭圆形,花丝被毛,退化子房略成三棱形,被毛,先端4～5裂;雌花较大,具退化雄蕊5枚,鳞片状,子房上位,圆球形,心皮通常5枚,花柱粗短,柱头头状。

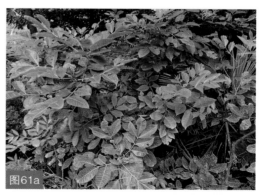
图61a

蒴果扁球形,长约3 mm,直径约6 mm,熟时紫红色,表面有腺点,每心皮有种子1枚,卵圆形,黑色,有光泽。花期6～8月,果期9～10月(图61a、图61b、图61c)。

【采收】8～11月果实尚未开裂时,剪下果枝,晒干或低温干燥,除去枝、叶、果梗等杂质。

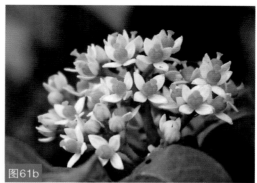
图61b

【药材性状】本品呈球形或略呈五角状扁球形,直径2～5 mm。表面暗黄绿色至褐色,粗糙,有多数点状突起或凹下的油点。顶端有五角星状裂隙,基部残留被有黄色茸毛的果梗。质硬而脆,横切面可见子房5室,每室有淡黄色种子1枚(图61d)。气芳香浓郁,味辛辣而苦。

【化学成分】含生物碱类,如吴茱萸碱、吴茱萸次碱、去氢吴茱萸碱、辛弗林等。还含苦味素(柠檬苦素、吴茱萸苦素、吴茱萸内酯醇)、挥发油、黄酮等。

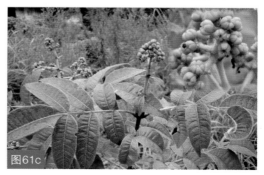
图61c

吴茱萸的主要毒性成分为挥发油、吴茱萸内酯、吴茱萸碱和吴茱萸次碱。

【药理作用】强心、保护心脏、抗心律失常、舒张血管、抑制血小板凝聚、镇痛、镇吐、抑制肿瘤、健胃、抑菌、利尿、保护中枢神经、抑制免疫、清除自由基等作用;对酶活性及内分泌系统有影响。

【毒副反应】肝、肾毒性;遗传毒性。

【性味归经】辛、苦,热,有小毒。归肝、脾、胃、肾经。

【功能主治】散寒止痛,降逆止呕,助阳止泻。用于厥阴头痛,寒疝腹痛,寒湿脚气,经行腹痛,脘腹胀痛,呕吐吞酸,五更泄泻;高血压;外治口疮。

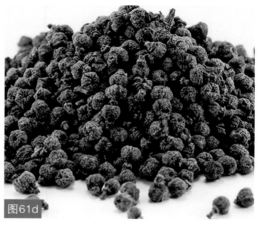
图61d

【用法用量】2～5 g。外用适量。

【注意】不宜多服久服；本品大热，内火盛者不宜用，孕妇慎用。服用后可出现猩红热样药疹，表现为四肢皮肤灼热，瘙痒不适，出现针尖大小鲜红色丘疹，压之褪色，颈前及上胸融合成片，界限不清，皮温升高。过量服用后主要表现为：强烈腹痛，腹泻，视物模糊，错觉，脱发，胸闷，头痛，眩晕或皮疹。中毒救治方法：催吐，洗胃，补液；其他对症治疗。

【贮藏】贮于干燥容器内，密闭，置阴凉干燥处。

附　子

【来源】本品为毛茛科植物乌头 *Aconitum carmichaelii* Debx. 的子根。

【生长环境与分布】生长于山地草坡或灌木丛中。分布于云南、四川、湖北、贵州、湖南、广西、广东、江西、浙江、江苏、安徽、陕西、河南、山东、辽宁等地。

【植物形态】块根倒圆锥形，长2～4 cm，粗1～1.6 cm。茎高60～150（200）cm，中部之上疏被反曲的短柔毛，等距离生叶，分枝。

茎下部叶在开花时枯萎。茎中部叶有长柄；叶片薄革质或纸质，五角形，长6～11 cm，宽9～15 cm，基部浅心形三裂达或近基部，中央全裂片宽菱形，有时倒卵状菱形或菱形，急尖，有时短渐尖近羽状分裂，二回裂片约2对，斜三角形，生1～3枚牙齿，间或全缘，侧全裂片不等二深裂，表面疏被短伏毛，背面通常只沿脉疏被短柔毛；叶柄长1～2.5 cm，疏被短柔毛。

顶生总状花序，长6～10（25）cm；轴及花梗多少密被反曲而紧贴的短柔毛；下部苞片三裂，其他的狭卵形至披针形；花梗长1.5～3（5.5）cm；小苞片生花梗中部或下部，长3～5（10）mm，宽0.5～0.8（2）mm；萼片蓝紫色，外面被短柔毛，上萼片高盔形，高2～2.6 cm，自基部至喙长1.7～2.2 cm，下缘稍凹，喙不明显，侧萼片长1.5～2 cm；花瓣无毛，瓣片长约1.1 cm，唇长约6 mm，微凹，距长（1）2～2.5 mm，通常拳卷；雄蕊无毛或疏被短毛，花丝有2小齿或全缘；心皮3～5，子房疏或密被短柔毛，稀无毛。蓇葖长1.5～1.8 cm；种子长3～3.2 mm，三棱形，只在二面密生横膜翅。9～10月开花（图62a、图62b）。

【采收】6月下旬至8月上旬采挖，把附子与母根分开，洗净泥土、母根、须根，子根习称"泥附子"（图62c、图62d）。

【药材性状】盐附子，呈圆锥形，长4～7 cm，直径3～5 cm。表面灰黑色，被盐霜，顶端有凹陷的芽痕，周围有瘤状突起的支根或支根痕。体重，横切面灰褐色，可见充满盐霜的小空隙和多角形形成层环纹，环纹内侧导管束排列不整齐（图62e、图62f）。气微，味咸而麻，刺舌。

黑顺片，为纵切片，上宽下窄，长1.7～5 cm，宽0.9～3 cm，厚0.2～0.5 cm，外皮黑褐色，切面暗黄色，油润具光泽，半透明状，并有纵向导管束。质硬而脆，断面角质样（图62g）。气微，味淡。

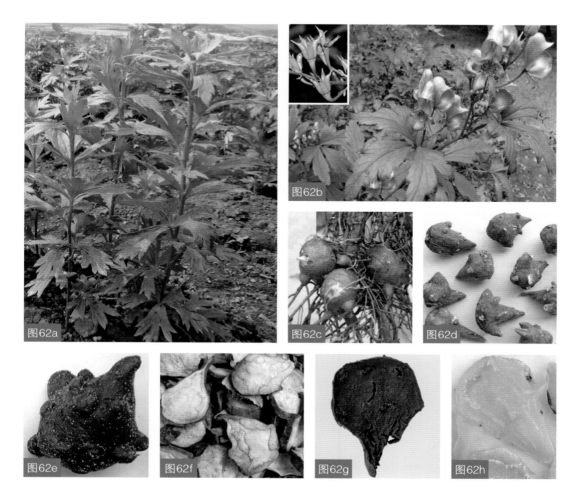

图62a 图62b 图62c 图62d 图62e 图62f 图62g 图62h

白附片,无外皮,黄白色,半透明,厚约0.3 cm(图62h)。

【化学成分】主要含生物碱类成分,如乌头碱、中乌头碱、次乌头碱、去甲猪毛菜碱等;还含有黄酮、多糖、脂肪酸等类化学成分。其主要毒性成分为乌头碱、中乌头碱和下乌头碱等双酯型生物碱。

【药理作用】具有强心、抗心律失常、抗心肌缺血、抗炎、镇痛、增强免疫、抗肿瘤、抗氧化、抗衰老、降血糖、杀虫、抗缺氧等作用。

【毒副反应】具有心脏毒性、神经系统毒性、呼吸系统毒性、消化系统毒性、循环系统毒性、肾毒性和生殖毒性等。

【性味归经】辛、甘,大热,有毒。归心、肾、脾经。

【功能主治】回阳救逆,补火助阳,散寒止痛。用于亡阳虚脱,肢冷脉微,心阳不足,胸痹心痛,虚寒吐泻,脘腹冷痛,肾阳虚衰,阳虚宫冷,阴寒水肿,阳虚外感,寒湿痹痛。

【用法用量】3~15 g,先煎,久煎。

【注意】孕妇慎用。附子与甘草、干姜同用,可明显降低毒性;与麻黄同用或饮酒能增强毒性。制附子毒性小,在常规剂量内罕有中毒者;大剂量使用如30 g以上,可能引起中毒。不宜与半夏、瓜蒌、瓜蒌子、瓜蒌皮、天花粉、川贝母、浙贝母、平贝母、伊贝母、湖北贝母、白蔹、白及同用。

中毒后常出现唇、手、足麻、肌肉痉挛、抽搐、胸闷，心慌，心悸，头昏，眼花，恶心、呕吐、腹泻，神志呆滞，呼吸困难，血压下降，言语障碍，大小便失禁。进而出现昏迷，抽搐，呼吸暂停，严重者可因循环、呼吸衰竭而死亡。

中毒救治方法：洗胃，导泻，静脉输入葡萄糖注射液和葡萄糖盐水；使用阿托品至心律恢复正常；民间验方用生姜、甘草各15 g，金银花18 g煎服；或以绿豆120 g，甘草30 g，煎汤频服等。

【贮藏】盐附子密闭，置阴凉干燥处；黑顺片及白附片置干燥处，防虫。

青木香

【来源】本品为马兜铃科植物马兜铃 *Aristolochia debilis* Sieb. et Zucc. 的干燥根。

【生长环境与分布】生于海拔200～1 500 m的山谷、沟边、路旁阴湿处及山坡灌丛中。分布于长江流域以南各省区以及山东、河南等地。日本亦产。

【植物形态】草质藤本。根圆柱形，直径3～15 mm，外皮黄褐色；茎柔弱，无毛，暗紫色或绿色，有腐肉味，初直立，后缠绕他物上升。

叶纸质，互生，卵状三角形，长圆状卵形或戟形，长3～6 cm，基部宽1.5～3.5 cm，上部宽1.5～2.5 cm，顶端钝圆或短渐尖，基部心形，两侧裂片圆形，下垂或稍扩展，长1～1.5 cm，两面无毛；基出脉5～7条，邻近中脉的两侧脉平行向上，略开叉，其余向侧边延伸，各级叶脉在两面均明显；叶柄长1～2 cm，柔弱。

花单生或聚生，花梗长1～1.5 cm，开花后期近顶端常稍弯，基部具小苞片；小苞片三角形，长2～3 mm，易脱落；花被长3～5.5 cm，基部膨大呈球形，与子房连接处具关节，直径3～6 mm，向上收狭成一长管，管长2～2.5 cm，直径2～3 mm，管口扩大呈漏斗状，黄绿色，口部有紫斑，外面无毛，内面有腺体状毛；檐部一侧极短，另一侧渐延伸成舌片；舌片卵状披针形，向上渐狭，长2～3 cm，顶端钝；子房圆柱形，长约10 mm，6棱。

蒴果近球形，顶端圆形而微凹，长约6 cm，直径约4 cm，具6棱，成熟时黄绿色，由基部向上沿室间6瓣开裂；果梗长2.5～5 cm，常撕裂成6条；种子扁平，钝三角形，边缘具白色膜质宽翅。花期7～8月，果期9～10月（图63a、图63b、图63c、图63d、图63e）。

【采收】春、秋二季采挖，除去须根及泥沙，晒干。

【药材性状】本品呈圆柱形或扁圆柱形，略弯曲，长5～15 cm，直径0.5～1.5 cm；

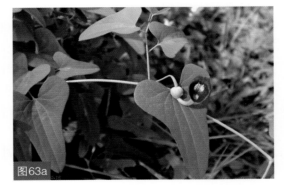
图63a

表面黄褐色,有皱纹及细根痕。质脆,易折断,折断时有粉尘飞出,断面不平坦,形成层环状明显可见,木部射线乳白色,扇形或倒三角形,将木质部分隔成数条,木质部浅黄色,有小孔(图63f)。气香,味先苦而后麻辣。

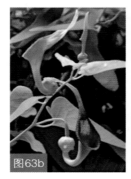
图63b

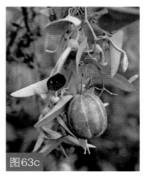
图63c

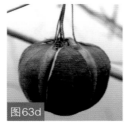
图63d

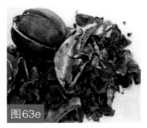
图63e

【化学成分】主要成分为马兜铃酸、马兜铃酮、青木香酸、木兰花碱、尿囊素、土青木香甲素及丙素、马兜铃内酰胺、挥发油、淀粉、鞣质、纤维质、色素等。其主要毒性成分为马兜铃酸。

【药理作用】具有降压、抗菌、增强机体免疫、催吐、解除气管痉挛、镇静、镇痛、抑制肠管运动、杀猪蛔虫等药理作用。

【毒副反应】具有肝肾、膀胱和胃黏膜毒性。此外,还有致癌、致突变等毒性作用。

【性味归经】辛、苦、寒。归肝、胃经。

【功能主治】行气止痛,解毒消肿,止咳平喘。用于胸胁、脘腹疼痛,泻痢腹痛,疔疮肿毒,皮肤湿疮,毒蛇咬伤。

【用法用量】煎服,3～9 g。散剂每次1.5～2 g,温开水送服。外用适量,捣烂或研末敷患处。

【注意】不可多服,过量可引起恶心、呕吐等胃肠道反应。中毒救治方法:催吐、0.5%鞣酸液洗胃、给维生素B_1、静脉输液、饮浓茶食醋。

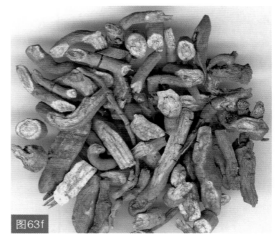
图63f

【贮藏】装于有盖容器中,存放于阴凉干燥处。防霉,防蛀。

苦 木

【来源】本品为苦木科植物苦木*Picrasma quassioides*(D. Don)Benn.的干燥枝和叶。

【生长环境与分布】产黄河流域及其以南各省区;生于海拔1 400(1 650)～2 400 m的山地杂木林中。

【植物形态】落叶乔木,高达10余米;树皮紫褐色,平滑,有灰色斑纹,全株有苦味。

叶互生,奇数羽状复叶,长15～30 cm;小叶9～15片,卵状披针形或广卵形,边缘具不整齐的粗锯齿，先端渐尖，基部楔形，除顶生叶外，其余小叶基部均不对称，叶面无毛，背面仅幼时沿中脉和侧脉有柔毛，后变无毛；落叶后留有明显的半圆形或圆形叶痕；托叶披针形，早落。

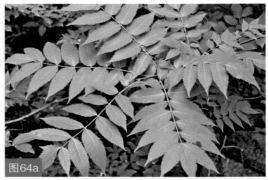

图64a

花雌雄异株，组成腋生复聚伞花序，花序轴密被黄褐色微柔毛；萼片小，通常5，偶4，卵形或长卵形，外面被黄褐色微柔毛，覆瓦状排列；花瓣与萼片同数，卵形或阔卵形，两面中脉附近有微柔毛；雄花中雄蕊长为花瓣的2倍，与萼片对生，雌花中雄蕊短于花瓣；花盘4～5裂；心皮2～5，分离，每心皮有1胚珠。

核果成熟后蓝绿色，长6～8mm，宽5～7mm，种皮薄，萼宿存。花期4～5月，果期6～9月（图64a、图64b、图64c）。

【采收】夏、秋二季采收，干燥。

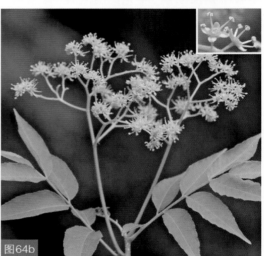

图64b

【药材性状】本品枝呈圆柱形，长短不一，直径0.5～2cm；表面灰绿色或棕绿色，有细密的纵纹和多数点状皮孔；质脆，易折断，断面不平整，淡黄色，嫩枝色较浅且髓部较大。叶为单数羽状复叶，易脱落；小叶卵状长椭圆形或卵状披针形，近无柄，长4～16cm，宽1.5～6cm；先端锐尖，基部偏斜或稍圆，边缘具钝齿；两面通常绿色，有的下表面淡紫红色，沿中脉有柔毛。气微，味极苦。

【化学成分】主要含生物碱类成分，如1-甲氧丙酰基-β-咔巴啉、铁屎米酮和picrasidine A等；含苦木苦素类成分，如苦木

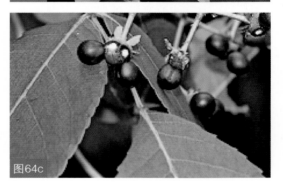

图64c

半缩醛A～F，苦木内酯A～O，苦树素A～G，苦木苷A～H；还含三萜、挥发油、黄酮、香豆素、木脂素等。其主要毒性成分尚不明确。

【药理作用】抗菌、解热抗炎、抗癌、降压、抑制酶活性、抗蛇毒、抗疟、保护胃黏膜、降低转氨酶等作用。

【毒副反应】尚不明确。

【性味归经】苦，寒，有小毒。归肺、大肠经。

【功能主治】清热解毒，祛湿。用于风热感冒，咽喉肿痛，湿热泻痢，湿疹，疮疖，蛇虫咬伤。

【用法用量】枝3～4.5 g，叶1～3 g，内服，煎汤；或入丸、散。外用适量，煎水洗；研末撒或调敷；或浸酒搽。

【注意】内服不宜过量。中毒后常出现咽炎、呕吐、腹泻、眩晕、抽搐、严重者可致休克。中毒救治方法：洗胃、补液以及对症治疗。

【贮藏】置干燥处。

苦杏仁

【来源】本品为蔷薇科植物山杏 *Prunus armeniaca* L.var.*ansu* Maxim.、西伯利亚杏 *Prunus sibirica* L.、东北杏 *Prunus mandshurica*（Maxim.）Koehne 或杏 *Prunus armeni aca* L.的干燥成熟种子。

【生长环境与分布】山杏，主要产我国北部地区，栽培或野生，尤其在河北、山西等省普遍野生，山东、江苏等省也产。西伯利亚杏，产于黑龙江、吉林、辽宁、内蒙古、甘肃、河北、山西等地。生于干燥向阳山坡上、丘陵草原或与落叶乔灌木混生，海拔700～2 000 m。东北杏，产吉林、辽宁。生于开阔的向阳山坡灌木林或杂木林下，海拔400～1 000 m。杏，全国各地产，多数为栽培，尤以华北、西北和华东地区种植较多，少数地区逸为野生，在新疆伊犁一带野生成纯林或与新疆野苹果林混生，海拔可达3 000 m。

【植物形态】山杏，乔木，高5～8（12）m；多年生枝浅褐色，皮孔大而横生，一年生枝浅红褐色，有光泽，无毛，具多数小皮孔。叶片宽卵形或圆卵形，长5～9 cm，宽4～8 cm，先端急尖至短渐尖，基部圆形至近心形，叶边有圆钝锯齿，两面无毛或下面脉腋间具柔毛；叶柄长2～3.5 cm，无毛，基部常具1～6腺体。花单生，直径2～3 cm，先于叶开放；花梗短，长1～3 mm，被短柔毛；花萼紫绿色；萼筒圆筒形，外面基部被短柔毛；萼片卵形至卵状长圆形，先端急尖或圆钝，花后反折；花瓣圆形至倒卵形，白色或带红色，具短爪；雄蕊约20～45，稍短于花瓣；子房被短柔毛，花柱稍长或几与雄蕊等长，下部具柔毛。果实球形，稀倒卵形，直径约2.5 cm以上，白色、黄色至黄红色，常具红晕，微被短柔毛；核卵形或椭圆形，两侧扁平，顶端圆钝，基部对称，稀不对称，表面稍粗糙或平滑，腹棱较圆，常稍钝，背棱较直，腹面具龙骨状棱；种仁味苦或甜。花期3～4月，果期6～7月（图65a）。

西伯利亚杏，灌木或小乔木，高2～5 m；小枝无毛，稀幼时疏生短柔毛，灰褐色或淡红褐色。叶片卵形或近圆形，长（3）5～10 cm，宽（2.5）4～7 cm，先端长渐尖至尾尖，基部圆形至近心形，叶边有细钝锯齿，两面无毛，稀下面脉腋间具短柔毛；叶柄长2～3.5 cm，无毛，有或无小腺体。花单生，直径1.5～2 cm，先于叶开放；花梗长1～2 mm；花萼紫红色；萼筒钟形，基部微被短柔毛或无毛；萼片长圆状椭圆形，先端

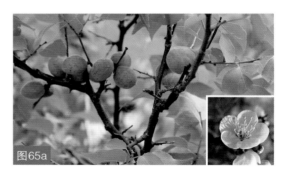

图65a

尖,花后反折;花瓣近圆形或倒卵形,白色或粉红色;雄蕊几与花瓣近等长;子房被短柔毛。果实扁球形,直径1.5～2.5 cm,黄色或橘红色,有时具红晕,被短柔毛;果肉较薄而干燥,成熟时开裂,味酸涩不可食,成熟时沿腹缝线开裂;核扁球形,易与果肉分离,两侧扁,顶端圆形,基部一侧偏斜,不对称,表面较平滑,腹面宽而锐利;种仁味苦。花期3～4月,果期6～7月(图65b)。

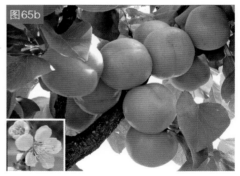

图65b

东北杏,乔木,高5～15 m;嫩枝无毛,淡红褐色或微绿色。叶片宽卵形至宽椭圆形,长5～12(15)cm,宽3～6(8)cm,先端渐尖至尾尖,基部宽楔形至圆形,有时心形,叶边具不整齐的细长尖锐重锯齿,幼时两面具毛,逐渐脱落,老时仅下面脉腋间具柔毛;叶柄长1.5～3 cm,常有2腺体。花单生,直径2～3 cm,先于叶开放;花梗长7～10 mm,无毛或幼时疏生短柔毛;花萼带红褐色,常无毛;萼筒钟形;萼片长圆形或椭圆状长圆形,先端圆钝或急尖,边常具不明显细小锯齿;花瓣宽倒卵形或近圆形,粉红色或白色;雄蕊多数,与花瓣近等长或稍长;子房密被柔毛。果实近球形,直径1.5～2.6 cm,黄色,有时向阳处具红晕或红点,被短柔毛;核近球形或宽椭圆形,长13～18 mm,宽11～18 mm,两侧扁,顶端圆钝或微尖,基部近对称,表面微具皱纹,腹棱钝,侧棱不发育,具浅纵沟,背棱近圆形;种仁味苦,稀甜。花期4月,果期5～7月(图65c)。

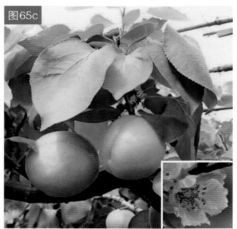

图65c

杏,为山杏的变种,区别在于叶片基部楔形或宽楔形;花淡红色;果实近球形,红色;核卵球形,离肉,表面粗糙而有网纹,腹棱常锐利(图65d)。

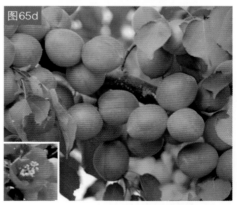

图65d

【采收】夏季采收成熟果实,除去果肉及核壳,取出种子,晒干。

【药材性状】本品呈扁心形,长1～1.9 cm,宽0.8～1.5 cm,厚0.5～0.8 cm。表面黄棕色至深棕色,一端尖,另端钝圆,肥厚,左右不对称,尖端一侧有短线形种脐,圆端合点处向上具多数深棕色的脉纹。种皮薄,子叶2,乳白色,富油性(图65e)。气微,味苦。

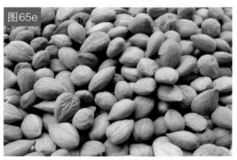

图65e

【化学成分】主要含芳香族氰苷,如苦杏仁苷等;还含脂肪酸、蛋白质、氨基酸、挥发油等。苦杏仁的主要毒性成分为苦杏仁苷。

【药理作用】止咳平喘,抗炎镇痛,抗肿瘤,抗动脉粥样硬化,抗肾间质、肺和肝纤维化,抗高氧诱导肺损伤,另具免疫调节作用。

【毒副反应】具有中枢神经系统毒性,刺激性,促癌作用。

【性味归经】苦,微温,有小毒。归肺、大肠经。

【功能主治】降气止咳平喘,润肠通便。用于咳嗽,气喘,胸满痰多,肠燥便秘。

【用法用量】5～10 g,生品入煎剂,后下。

【注意】内服不宜过量,以免中毒。中毒后主要症状为黏膜刺激、呼吸麻痹、口唇发绀等。中毒救治方法:早期洗胃、联合使用亚硝酸钠和硫代硫酸钠,肌肉注射10%4-二甲醛氨基苯酚液、对症治疗。

【贮藏】置阴凉干燥处,防蛀。

苦　参

【来源】本品为豆科植物苦参 *Sophora flavescens* Ait.的干燥根。

【生长环境与分布】产于我国南北各省区。生于山坡、沙地草坡灌木林中或田野附近,海拔1 500 m以下。

【植物形态】草本或亚灌木,稀呈灌木状,通常高1 m左右,稀达2 m。茎具纹棱,幼时疏被柔毛,后无毛。

羽状复叶长达25 cm;托叶披针状线形,渐尖,长约6～8 mm;小叶6～12对,互生或近对生,纸质,形状多变,椭圆形、卵形、披针形至披针状线形,长3～4(6)cm,宽(0.5)1.2～2 cm,先端钝或急尖,基部宽楔形或浅心形,上面无毛,下面疏被灰白色短柔毛或近无毛。中脉下面隆起。

总状花序顶生,长15～25 cm;花多数,疏或稍密;花梗纤细,长约7 mm;苞片线形,长约2.5 mm;花萼钟状,明显歪斜,具不明显波状齿,完全发育后近截平,长约5 mm,宽约6 mm,疏被短柔毛;花冠比花萼长1倍,白色或淡黄白色,旗瓣倒卵状匙形,长14～15 mm,宽6～7 mm,先端圆形或微缺,基部渐狭成柄,柄宽3 mm,翼瓣单侧生,强烈皱褶几达瓣片的顶部,柄与瓣片近等长,长约13 mm,龙骨瓣与翼瓣相似,稍宽,宽约4 mm,雄蕊10,分离或近基部稍连合;子房近无柄,被淡黄白色柔毛,花柱稍弯曲,胚珠多数。

荚果长5～10 cm,种子间稍缢缩,呈不明显串珠状,稍四棱形,疏被短柔毛或近无毛,成熟后开裂成4瓣,有种子1～5枚;种子长卵形,稍压扁,深红褐色或紫褐色。花期6～8月,果期7～10月(图66a、图66b、图66c、图66d、图66e)。

【采收】春,秋采挖,除去根头和小枝根,洗净,干燥,或趁新鲜切片,干燥。

【药材性状】本品呈长圆柱形,下部常有分枝,长10～30 cm,直径1～6.5 cm。表面

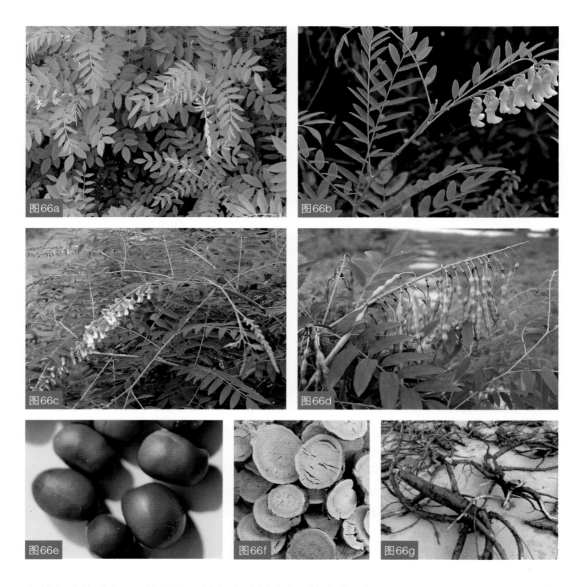

图66a 图66b 图66c 图66d 图66e 图66f 图66g

灰棕色或棕黄色,具纵皱纹和横长皮孔样突起,外皮薄,多破裂反卷,易剥落,剥落处显黄色,光滑。质硬,不易折断,断面纤维性;切片厚3～6 mm;切面黄白色,具放射状纹理和裂隙,有的具异型维管束呈同心性环列或不规则散在(图66f、图66g)。气微,味极苦。

【化学成分】主要含生物碱类成分,如苦参碱、氧化苦参碱、槐定碱等;还含黄酮类,如苦参酮、槐属二氢黄酮等,以及挥发油、氨基酸类、香豆素、三萜皂、甾醇等。其主要毒性成分为苦参碱、氧化苦参碱、槐定碱和苦参酮。

【药理作用】具有抗肿瘤、抗心律失常、抗心肌细胞纤维化、抗心肌缺血、缺氧作用、抗肝损伤、中枢抑制、抗菌、抗寄生虫、抗炎镇痛、抗过敏和利尿等作用。

【毒副反应】具有呼吸系统毒性,肝、肾毒性,遗传毒性。

【性味归经】苦,寒。归心、肝、胃、大肠、膀胱经。

【功能主治】清热燥湿,杀虫,利尿。用于热痢、便血、黄疸尿闭、赤白带下、阴肿阴痒、湿疹、湿疮、皮肤瘙痒、疥癣麻风;外治滴虫性阴道炎。

【用法用量】4.5～9 g,内服,煎汤;或入丸、散。外用适量,煎汤熏洗患处。或研末敷;或浸酒搽。

【注意】不宜与藜芦同用。中毒主要表现为流涎、恶心、呕吐、步态不稳、脉搏加快、呼吸急促、痉挛、惊厥、呼吸缓慢而不规则,或呼吸衰竭。中毒救治方法:催吐、洗胃、导泻、静脉滴注5%葡萄糖盐水、对症治疗。

【贮藏】置干燥处。

苦楝皮

【来源】本品为楝科植物楝 *Melia azedarach* L.或川楝 *Melia toosendan* Sieb.et Zucc.的干燥树皮和根皮。

【生长环境与分布】楝,分布于我国北至河北、南至广西、云南、西至四川等地,生于田野或路旁,常栽培于房前屋后。川楝,分布于我国四川、甘肃、云南、贵州和湖北等地。

【植物形态】楝,落叶乔木,高15～30 m,树皮略褐色,纵裂,老枝紫色,有多数细小皮孔。二至三回羽状复叶,互生;小叶卵形至椭圆形,长3～7 cm,宽2～3 cm,先端长尖,基部宽楔形或圆形,边缘有钝尖锯齿,上面深绿色,下面淡绿色,幼时有形星状毛,稍后除叶脉上有白毛外,余均无毛。

圆锥花序腋生或顶生;花淡紫色,长约1 cm;花萼5裂,裂片披针形,两面均有毛;花瓣5,平展或反曲,倒披针形;雄蕊管通常暗紫色,长约7 mm;子房上位,核果圆卵形或近球形,长1.5～2 cm,淡黄色,4～5室,每室具1颗种子,花期4～5月,果熟期10～11月。

川楝,高达10 m,树皮灰褐色;幼枝部分密被星状鳞片。二至三回奇数羽状复叶,长约35 cm;羽片4～5对;小叶卵形或窄卵形,长4～10 cm,宽2～4 cm,全缘或少有疏锯齿。

圆锥花序腋生;花萼灰绿色,裂片4～6;花瓣5～6,淡紫色;雄蕊10或12,花丝合生成筒。核果大,椭圆形或近球形,长约3 cm,黄色或栗棕色,内果皮为坚硬木质,有棱,6～8室。种子长椭圆形,扁平。花期3～4月,果熟期9～10月(图67a、图67b、图67c、图67d)。

【采收】春,秋二季剥取,晒干,或除去粗皮,晒干。

【药材性状】本品呈不规则板片状、槽状或半卷筒状,长宽不一,厚2～6 mm。外表面灰棕色或灰褐色,粗糙,有交织的纵皱纹和点状灰棕色皮孔,除去粗皮者淡黄色;内表面类白色或淡黄色。质韧,不易折断,

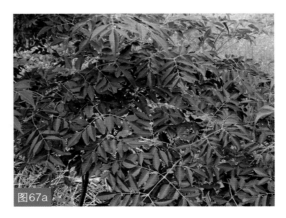

图67a

断面纤维性,呈层片状,易剥离(图67e)。气微,味苦。

【化学成分】主要含三萜类成分,如川楝素、川苦楝素、苦楝酮萜内酯、苦楝醇萜内酯等;还含有黄酮、生物碱、甾醇、挥发油、糖类等。其主要毒性成分为川楝素、异川楝素。

【药理作用】具有驱虫和杀虫、抗炎、镇痛、抗血栓形成、抗胃溃疡、抗腹泻、利胆、兴奋肠平滑肌、抗肉毒素中毒、抗肿瘤和抗菌等作用。

【毒副反应】具有急性毒性、累积毒性、胃肠刺激、肝毒性、循环系统毒性、中枢神经系统毒性。

【性味归经】苦、寒,有毒。归脾、胃、肝经。

【功能主治】杀虫,疗癣。用于治疗蛔虫病,蛲虫病,虫积腹痛;外治疥癣瘙痒。

【用法用量】内服:3～6 g,或入丸、散。外用适量,煎水洗或研末调敷患处。

【注意】孕妇及肝肾功能不全者慎用,亦不宜持续及过量服用。中毒后轻者主要表现为头痛、头晕、恶心、呕吐等症状,重者可出现内脏出血、说话及吞咽困难、肝肾损伤、呼吸中枢麻痹症。中毒救治方法:催吐、洗胃、补液及对症治疗。

【贮藏】置通风干燥处,防潮。

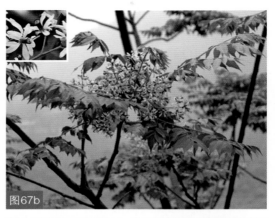
图67b

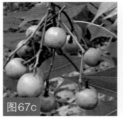
图67c

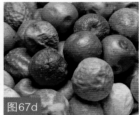
图67d

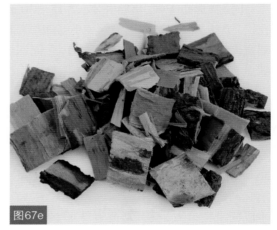
图67e

郁李仁

【来源】本品为蔷薇科植物欧李 *Prunus humilis* Bge.、郁李 *Prunus japonica* Thunb.或长柄扁桃 *Prunus pedunculata* Maxim.的干燥成熟种子。前二种习称"小李仁",后一种习称"大李仁"。

【生长环境与分布】欧李,分布于黑龙江、吉林、辽宁、内蒙古、河北、山东、河南。生于阳坡砂地、山地灌丛中,或庭园栽培,海拔100～1 800 m。郁李,分布于黑龙江、吉林、辽宁、河北、山东、浙江。生于山坡林下、灌丛中或栽培,海拔100～200 m。长柄扁桃,分布于内蒙古、宁夏。生于丘陵地区向阳石砾质坡地、坡麓、干旱草原或荒漠草原。

【植物形态】欧李，灌木，高0.4～1.5 m。小枝灰褐色或棕褐色，被短柔毛。冬芽卵形，疏被短柔毛或几无毛。叶片倒卵状长椭圆形或倒卵状披针形，长2.5～5 cm，宽1～2 cm，中部以上最宽，先端急尖或短渐尖，基部楔形，边有单锯齿或重锯齿，上面深绿色，无毛，下面浅绿色，无毛或被稀疏短柔毛，侧脉6～8对；叶柄长2～4 mm，无毛或被稀疏短柔毛；托叶线形，长5～6 mm，边有腺体。花单生或2～3花簇生，花叶同开；花梗长5～10 mm，被稀疏短柔毛；萼筒长宽近相等，约3 mm，外面被稀疏柔毛，萼片三角卵圆形，先端急尖或圆钝；花瓣白色或粉红色，长圆形或倒卵形；雄蕊30～35枚；花柱与雄蕊近等长，无毛。核果成熟后近球形，红色或紫红色，直径1.5～1.8 cm；核表面除背部两侧外无棱纹（图68a）。花期4～5月，果期6～10月。

郁李，灌木，高1～1.5 m。小枝灰褐色，嫩枝绿色或绿褐色，无毛。冬芽卵形，无毛。叶片卵形或卵状披针形，长3～7 cm，宽1.5～2.5 cm，先端渐尖，基部圆形，边有缺刻状尖锐重锯齿，上面深绿色，无毛，下面淡绿色，无毛或脉上有稀疏柔毛，侧脉5～8对；叶柄长2～3 mm，无毛或被稀疏柔毛；托叶线形，长4～6 mm，边有腺齿。花1～3朵，簇生，花叶同开或先叶开放；花梗长5～10 mm，无毛或被疏柔毛；萼筒陀螺形，长宽近相等，约2.5～3 mm，无毛，萼片椭圆形，比萼筒略长，先端圆钝，边有细齿；花瓣白色或粉红色，倒卵状椭圆形；雄蕊约32；花柱与雄蕊近等长，无毛。核果近球形，深红色，直径约1 cm；核表面光滑（图68b）。花期5月，果期7～8月。

长柄扁桃，灌木，高1～2 m；枝开展，具大量短枝；小枝浅褐色至暗灰褐色，幼时被短柔毛；冬芽短小，在短枝上常3个并生，中间为叶芽，两侧为花芽。短枝上之叶密集簇生，一年生枝上的叶互生；叶片椭圆形、近圆形或倒卵形，长1～4 cm，宽0.7～2 cm，先端急尖或圆钝，基部宽楔形，上面深绿色，下面浅绿色，两面疏生短柔毛，叶边具不整齐粗锯齿，侧脉4～6对；叶柄长2～5(10) mm，被短柔毛。花单生，稍先于叶开放，直径1～1.5 cm；花梗长4～8 mm，具短柔毛；萼筒宽钟形，长4～6 mm，无毛或微具柔毛；萼片三角状卵形，先端稍钝，有时边缘疏生浅锯齿；花瓣近圆形，直径7～10 mm，有时先端微凹，粉红色；雄蕊多数；子房密被短柔毛，花柱稍长或几与雄蕊等长。果实近球形或卵球形，直径10～15 mm，顶端具小尖头，成熟时暗紫红色，密被短柔毛；果梗长

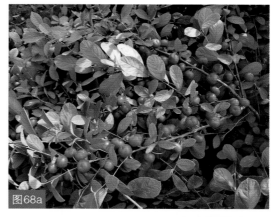

图68a

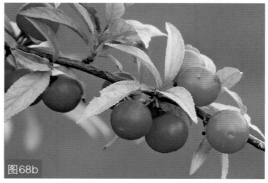

图68b

4～8 mm；果肉薄而干燥，成熟时开裂，离核；核宽卵形，直径8～12 mm，顶端具小突尖头，基部圆形，两侧稍扁，浅褐色，表面平滑或稍有皱纹；种仁宽卵形，棕黄色（图68c）。花期5月，果期7～8月。

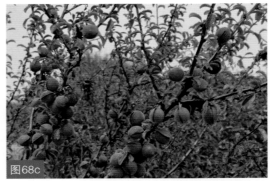

图68c

【采收】夏、秋二季采收成熟果实，除去果肉及核壳，取出种子，干燥。

【药材性状】小李仁，呈卵形，长5～8 mm，直径3～5 mm。表面黄白色或浅棕色，一端尖，另端钝圆。尖端一侧有线形种脐，圆端中央有深色合点，自合点处向上具多条纵向维管束脉纹。种皮薄，子叶2，乳白色，富油性。气微，味微苦（图68d）。

大李仁，与上述小李仁不同之处，长6～10 mm，直径5～7 mm。表面黄棕色。

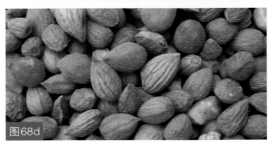

图68d

【化学成分】主要含黄酮类成分，如郁李仁苷A、郁李仁苷B、营实糖苷、阿弗则林等；还含有苦杏仁苷、多糖、有机酸、脂肪油、粗蛋白质、植物甾醇等。其主要毒性成分为苦杏仁苷。

【药理作用】具有泻下、抗炎镇痛、镇咳祛痰、镇静、降压，抗惊厥和扩张血管等作用。

【毒副反应】黏膜刺激性，神经系统毒性。

【性味归经】辛、苦、甘，平。归脾、大肠、小肠经。

【功能主治】润肠通便，下气利水。用于津枯肠燥，食积气滞，腹胀便秘，水肿，脚气，小便不利。

【用法用量】6～10 g。内服煎汤或入丸、散。

【注意】孕妇慎用。中毒后主要症状为黏膜刺激、口中苦涩、咽喉瘙痒、有烧灼感、流涎、恶心呕吐、腹泻，常为水样便、头痛眩晕、肤色潮红、心跳加快、血压升高、神志不清、口唇发绀、昏迷、休克等。中毒救治方法：早期洗胃，催吐，补液；联合使用亚硝酸钠和硫代硫酸钠等；其他对症治疗。

【贮藏】置阴凉干燥处，防蛀。

虎耳草

【来源】本品为虎耳草科植物虎耳草 *Saxifraga stolonifera* Curt. 的全草。

【生长环境与分布】生于海拔400～4 500 m的林下、灌丛、草甸和阴湿岩隙。主产于华东、华南至西南各省区，陕西及河南有分布。朝鲜、日本及菲律宾也有。

【植物形态】多年生草本；具匍匐枝，鞭匐枝细长，密被卷曲长腺毛，并具鳞片状叶。

茎高达45 cm,被长腺毛,具1～4枚苞片状叶。基生叶上面绿色,常有白色斑纹,下面紫红色,两面被柔毛;具长柄,近心形、肾形或扁圆形,长1.5～7.5 cm,宽2～12 cm,先端急尖或钝,边缘(5)7～11浅裂(有时不明显),并具不规则牙齿和腺睫毛,两面被腺毛和斑点,被长腺毛;茎生叶1～4,叶片披针形,长约6 mm(图69a)。

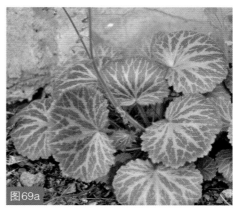

图69a

聚伞花序圆锥状,长7.3～26 cm,具7～61花;花序分枝长2.5～8 cm,被腺毛,具2～5花;花梗长0.5～1.6 cm,细弱,被腺毛;花两侧对称;萼片在花期开展至反曲,卵形,长1.5～3.5 mm,宽1～1.8 mm,先端急尖,边缘具腺睫毛,腹面无毛,背面被褐色腺毛,3脉于先端汇合成1疣点;花瓣白色,中上部具紫红色斑点,基部具黄色斑点,5枚,其中3枚较短,卵形,长2～4.4 mm,宽1.3～2 mm,先端急尖,基部具长0.1～0.6 mm之爪,羽状脉序,具2级脉3～6条,另2枚较长,披针形至长圆形,长6.2～14.5 mm,宽2～4 mm,先端急尖,基部具长0.2～0.8 mm之爪,羽状脉序,具2级脉5～10条。雄蕊长4～5.2 mm,花丝棒状;花盘半环状,围绕于子房一侧,边缘具瘤突;子房卵球形,花柱2,叉开(图69b、图69c)。花期5～8月,果期7～11月。

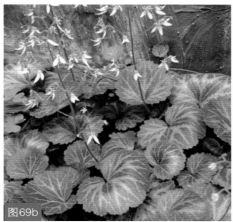

图69b

【采收】全年采收全株,但以花后采者为好。除去杂质,晒干或鲜用。

【药材性状】全草多卷缩成团,被毛。根茎短,丛生灰褐色细短须根。匍匐枝线状。基生叶数片,皱缩;完整叶片展平后呈圆形至肾形,长2～7 cm,宽3～9 cm;基部心形或平截,边缘有浅裂片和不规则锯齿;上表面绿色,有白斑,下表面紫褐色,密被小球形腺点,均被白毛;叶柄长3～20 cm,密被长柔毛。圆锥状聚伞花序;花白色或浅褐色,具柄;花瓣5,上面3瓣较小,卵形,有黄色斑点,下面2瓣较大,形似虎耳。蒴果卵圆形(图69d)。气微,味微苦。

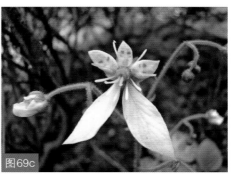

图69c

【化学成分】主要含有黄酮类(槲皮素、芦丁等)、生物碱、苯丙素类(虎耳草素等)、甾体类、

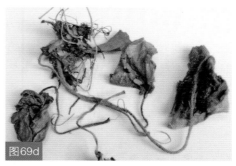

图69d

香豆素类（岩白菜素、去甲岩白菜素）、有机酸、挥发油（丹皮酚、山柰酚等），还含有熊果酚苷、绿原酸、原儿茶酸、琥珀酸、延胡索酸、没食子酸、硝酸钾、氯化钾、儿茶酚、间苯三酚等。

【药理作用】具有强心、利尿、抗菌、抗炎、抗肿瘤等方面的作用，另外具有抗溃疡、止咳、镇痛、护肝肺、抗氧化、降低心肌耗氧量等作用。

【毒副反应】虎耳草素片可能引起高血压及浮肿，其机制不明。

【性味归经】苦、辛、寒，有小毒。归肺、脾、大肠经。

【功能主治】疏风凉血，清热解毒。用于风热咳嗽，肺痈，吐血，风火牙痛，风疹瘙痒，痈肿丹毒，痔疮肿痛，烫伤，外伤出血。

【用法用量】10～15 g，鲜品加倍。外用捣汁滴，或煎水熏洗。

【注意】孕妇慎用。

【贮藏】置阴凉干燥处，防霉，防蛀。

虎　杖

【来源】本品为蓼科植物虎杖 *Polygonum cuspidatum* Sieb. Et Zucc. 的干燥根茎和根。

【生长环境与分布】产于陕西南部、甘肃南部、华东、华中、华南、四川、云南及贵州；生山坡灌丛、山谷、路旁、田边湿地，海拔140～2 000 m。

【植物形态】多年生草本。根状茎粗壮，横走。茎直立，高1～2 m，粗壮，空心，具明显的纵棱，具小突起，无毛，散生红色或紫红斑点。

叶宽卵形或卵状椭圆形，长5～12 cm，宽4～9 cm，近革质，顶端渐尖，基部宽楔形、截形或近圆形，边缘全缘，疏生小突起，两面无毛，沿叶脉具小突起；叶柄长1～2 cm，具小突起；托叶鞘膜质，偏斜，长3～5 mm，褐色，具纵脉，无毛，顶端截形，无缘毛，常破裂，早落。

花单性，雌雄异株，花序圆锥状，长3～8 cm，腋生；苞片漏斗状，长1.5～2 mm，顶端渐尖，无缘毛，每苞内具2～4花；花梗长2～4 mm，中下部具关节；花被5深裂，淡绿色，雄花花被片具绿色中脉，无翅，雄蕊8，比花被长；雌花花被片外面3片背部具翅，果时增大，翅扩展下延，花柱3，柱头流苏状。瘦果卵形，具3棱，长4～5 mm，黑褐色，有光泽，包于宿存花被内。花期8～9月，果期9～10月（图70a、图70b、图70c、图70d、图70e）。

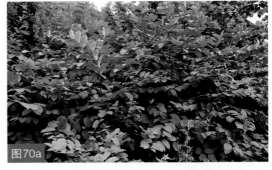

图70a

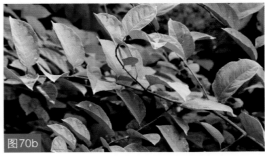

图70b

【采收】春、秋二季采挖,除去须根,洗净,趁鲜切短段或厚片,晒干。

【药材性状】本品多为圆柱形短段或不规则厚片,长1～7 cm,直径0.5～2.5 cm。外皮棕褐色,有纵皱纹和须根痕,切面皮部较薄,木部宽广,棕黄色,射线放射状,皮部与木部较易分离。根茎髓中有隔或呈空洞状。质坚硬(图70f、图70g)。气微,味微苦、涩。

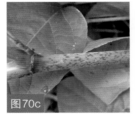
图70c

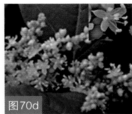
图70d

【化学成分】主要含蒽醌类成分,如大黄酸、大黄素、大黄酚、大黄素-6-甲醚-8-β-D-葡萄糖等;还含有黄酮类、香豆素、二苯乙烯类、多糖、脂肪酸、氨基酸等。主要毒性成分为白藜芦醇苷等。

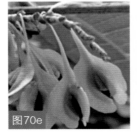
图70e

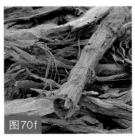
图70f

【药理作用】具有抗炎、抗病毒、抗菌、调血脂、抗血栓、改变血流变、扩张血管、抗氧化、抗肿瘤、抑制子宫平滑肌、改善阿尔茨海默病症状及预防艾滋病等作用。

【毒副反应】白藜芦醇苷可引起不同程度的肝细胞坏死、腹膜炎症以及骨髓脂肪增生;大剂量可引起白细胞减少。

【性味归经】微苦,微寒。归肝、胆、肺经。

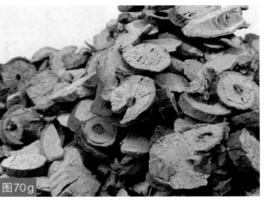
图70g

【功能主治】利湿退黄,清热解毒,散瘀止痛,止咳化痰。用于湿热黄疸,淋浊,带下,风湿痹痛,痈肿疮毒,水火烫伤,经闭,癥瘕,跌打损伤,肺热咳嗽。

【用法用量】9～15 g。外用适量,制成煎液或油膏涂敷。

【注意】孕妇慎用。中毒后主要表现为恶心、呕吐、腹痛、腹泻、过敏,甚至昏迷、虚脱、休克等。中毒救治方法:催吐、洗胃、止泻;其余对症治疗。

【贮藏】置干燥处,防霉,防蛀。

昆明山海棠

【来源】本品为卫矛科植物昆明山海棠 *Tripterygium hypoglaucum* (Levl.) Hutch.的根。

【生长环境与分布】生长于山地林中。产于安徽、浙江、湖南、广西、云南、四川等。

【植物形态】落叶蔓生或攀援状灌木,植株高1～4 m。根圆柱状,红褐色。小枝具4～5棱,红褐色,有圆形疣状突起;老枝无毛。

叶薄革质，互生长方卵形、阔椭圆形或窄卵形，长6～12 cm，宽3～6 cm，大小变化较大，先端长渐尖、短渐尖，偶为急尖而钝，基部圆形、平截或微心形，边缘具极浅疏锯齿，稀具密齿，侧脉5～7对，疏离，在近叶缘处结网，三生脉常与侧脉近垂直，小脉网状，叶面绿色偶被厚粉，叶背常被白粉呈灰白色，偶为绿色；叶柄长1～1.5 cm，常被棕红色密生短毛。

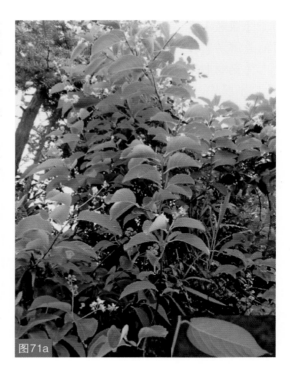

圆锥聚伞花序生于小枝上部，呈蝎尾状多次分枝，顶生者最大，总花梗长10～15 cm；花小，白色，花萼5；花瓣5；雄蕊5，着生于花盘的边缘；子房上位，三棱形。翅果赤红色，具膜质的3翅。花期夏季（图71a、图71b、图71c）。

【采收】9～11月采挖，切片晒干。

【药材性状】根圆柱形，有分枝，略弯曲，粗细不等。栓皮橙黄色至棕褐色，有细纵纹及横裂隙，易剥落。质坚韧不易折断。断面皮部棕灰色或淡棕黄色，木部淡棕色或淡黄白色（图71d）。气微，味涩、苦。

【化学成分】含萜类，如雷公藤甲素、雷酚内酯、雷公藤内酯三醇、雷公藤红素等；含生物碱类以及雷公藤碱、雷公藤次碱、雷公藤春碱和卫矛碱；还含有机酸、多糖、脂肪酸等。主要毒性成分为雷公藤素甲、雷公藤内酯醇等。

【药理作用】具有抗炎、免疫调节、抗肿瘤、抗生育、抗病毒、解热镇痛、抑制血管平滑肌细胞增殖、抗菌、杀虫等作用。

【毒副反应】具有消化系统毒性，骨髓受抑，心脏毒性，肝、肾毒性，致突变及生殖系统毒性等。

【性味归经】苦、辛，温，大毒。归肝、脾、肾经。

【功能主治】祛风除湿，活血舒筋。主治风湿痹痛，半身不遂，疝气痛，跌打骨折，慢性肾炎，红斑狼疮，癌肿，骨髓炎，骨结核，附睾结核，银屑病，神经性皮炎等。

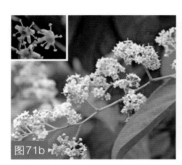

图71b

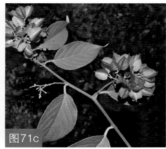

图71c

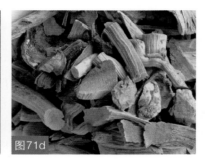

图71d

【用法用量】内服：煎汤，6～15 g，先煎，或浸酒；外用：研末敷，或煎水涂，或鲜品捣敷。

【注意】孕妇禁服。小儿及孕龄期妇女慎服。不宜过量或久服。中毒主要表现为头痛、头晕、四肢发麻、乏力、胃痛、恶心、呕吐、胃部烧灼感、腹痛、腹泻、便血、女性经少或闭经、肝脏肿大、烦躁不安、精神亢进、幻觉、阵发性惊厥、心律不齐；中毒初期血压下降，后期有暂时性升高；呼吸急促、发绀、肺水肿、循环衰竭等。还可有尿闭、血红蛋白尿、毛发脱落等。中毒救治方法：催吐、洗胃、导泻、补液、利尿；其他对症治疗。

【贮藏】置通风干燥处。

罗布麻叶

【来源】本品为夹竹桃科植物罗布麻 *Apocynum venetum* L. 的干燥叶。

【生长环境与分布】分布于新疆、青海、甘肃、陕西、山西、河南、河北、江苏、山东、辽宁及内蒙古等省区。主要生长于野生在盐碱荒地和沙漠边缘及河流两岸、冲积平原、河泊周围及戈壁荒滩上。

【植物形态】直立半灌木，高1.5～3 m，一般高约2 m，最高可达4 m，具乳汁；枝条对生或互生，圆筒形，光滑无毛，紫红色或淡红色。

叶对生，仅在分枝处为近对生，叶片椭圆状披针形至卵圆状长圆形，长1～5 cm，宽0.5～1.5 cm，顶端急尖至钝，具短尖头，基部急尖至钝，叶缘具细牙齿，两面无毛；叶脉纤细，在叶背微凸或扁平，在叶面不明显，侧脉每边10～15条，在叶缘前网结；叶柄长3～6 mm；叶柄间具腺体，老时脱落。

圆锥状聚伞花序一至多歧，通常顶生，有时腋生，花梗长约4 mm，被短柔毛；苞片膜质，披针形，长约4 mm，宽约1 mm；小苞片长1～5 mm，宽0.5 mm；花萼5深裂，裂片披针形或卵圆状披针形，两面被短柔毛，边缘膜质，长约1.5 mm，宽约0.6 mm；花冠圆筒状钟形，紫红色或粉红色，两面密被颗粒状突起，花冠筒长6～8 mm，直径2～3 mm，花冠裂片基部向右覆盖，裂片卵圆状长圆形，稀宽三角形，顶端钝或浑圆，与花冠筒几乎等长，长3～4 mm，宽1.5～2.5 mm，每裂片内外均具3条明显紫红色的脉纹；雄蕊着生在花冠筒基部，与副花冠裂片互生，长2～3 mm；花药箭头状，顶端渐尖，隐藏在花喉内，背部隆起，腹部粘生在柱头基部，基部具耳，耳通常平行，有时紧接或辏合，花丝短，密被白茸毛；雌蕊长2～2.5 mm，花柱短，上部膨大，下部缩小，柱头基部盘状，顶端钝，2裂；子房由2枚离生心皮所组成，被白色茸毛，每心皮有胚珠多数，着生在子房的腹缝线侧膜胎座上；花盘环状，肉质，顶端不规则5裂，基部合生，环绕子房，着生在花托上。

蓇葖2，平行或叉生，下垂，箸状圆筒形，长8～20 cm，直径2～3 mm，顶端渐尖，基部钝，外果皮棕色，无毛，有纸纵纹；种子多数，卵圆状长圆形，黄褐色，长2～3 mm，直径0.5～0.7 mm，顶端有一簇白色绢质的种毛；种毛长1.5～2.5 cm；子叶长卵圆形，与胚根近等长，长约1.3 mm：胚根在上。花期4～9月，果期7～12月（图72a、图72b、图72c）。

【采收】夏季采收，除去杂质，干燥。

　　【药材性状】本品多皱缩卷曲,有的破碎,完整叶片展平后呈椭圆状披针形或卵圆状披针形,长2～5 cm,宽0.5～2 cm。淡绿色或灰绿色,先端钝,有小芒尖,基部钝圆或楔形,边缘具细齿,常反卷,两面无毛,叶脉于下表面突起;叶柄细,长约4 mm。质脆。气微,味淡(图72d)。

　　【化学成分】含强心苷类,如罗布麻苷A、B、C和D;还含黄酮类、有机酸、氨基酸等。主要毒性成分为强心苷类成分,如罗布麻苷A、B、C和D等。

　　【药理作用】具有降血压、降血脂、强心、抗心肌缺血、抗抑郁、镇痛、镇静、止咳、祛痰、平喘、利尿、抗心肌纤维化、抗氧化、抗衰老、保肝、抗突变等作用。

　　【毒副反应】具有心脏毒性。

　　【功能主治】平肝安神,清热利水。用于肝阳眩晕,心悸失眠,浮肿尿少。

　　【用法用量】6～12 g。内服,煎汤,或泡茶服。

　　【注意】1～2周内用过洋地黄者不宜应用,心动过缓或传导阻滞时慎用。中毒主要表现为恶心、呕吐、流涎、头晕、腹痛、四肢麻木、厥冷、视力模糊、心律失常、昏迷等。中毒救治方法:洗胃,导泻;心律失常者可酌情给予硫酸阿托品、异丙肾上腺素、苯妥英钠、利多卡因等;其他对症治疗。

　　【贮藏】置阴凉干燥处。

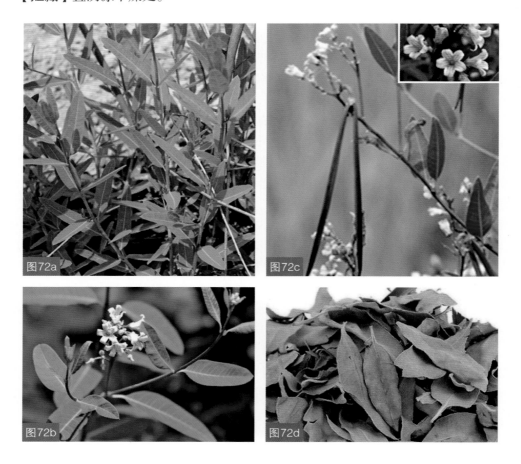

图72a

图72c

图72b

图72d

使君子

【来源】本品为使君子科植物使君子*Quisqualis indica* L.的干燥成熟果实。

【生长环境与分布】主产福建、台湾（栽培）、江西南部、湖南、广东、广西、四川、云南、贵州。

【植物形态】攀援状灌木，高2～8 m；小枝被棕黄色短柔毛。叶对生或近对生，叶片膜质，卵形或椭圆形，长5～11 cm，宽2.5～5.5 cm，先端短渐尖，基部钝圆，表面无毛，背面有时疏被棕色柔毛，侧脉7或8对；叶柄长5～8 mm，无关节，幼时密生锈色柔毛。

顶生穗状花序，组成伞房花序式；苞片卵形至线状披针形，被毛；萼管长5～9 cm，被黄色柔毛，先端具广展、外弯、小形的萼齿5枚；花瓣5，长1.8～2.4 cm，宽4～10 mm，先端钝圆，初为白色，后转淡红色；雄蕊10，不突出冠外，外轮着生于花冠基部，内轮着生于萼管中部，花药长约1.5 mm；子房下位，胚珠3颗。

果卵形，短尖，长2.7～4 cm，径1.2～2.3 cm，无毛，具明显的锐棱角5条，成熟时外果皮脆薄，呈青黑色或栗色；种子1颗，白色，长2.5 cm，径约1 cm，圆柱状纺锤形。花期初夏，果期秋末（图73a、图73b、图73c）。

【采收】秋季果皮变紫黑色时采收，除去杂质，干燥。

【药材性状】本品呈椭圆形或卵圆形，具5条纵棱，偶有4～9棱，长2.5～4 cm，直径约2 cm。表面黑褐色至紫黑色，平滑，微具光泽。顶端狭尖，基部钝圆，有明显圆形的果梗痕。质坚硬，横切面多呈五角星形，棱角处壳较厚，中间呈类圆形空腔（图73c）。种子长椭圆形或纺锤形，长约2 cm，直径约1 cm；表面棕褐色或黑褐色，有多数纵皱纹；种皮薄，易剥离；子叶2，黄白色，有油性，断面有裂隙。气微香，味微甜。

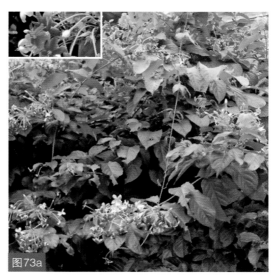

图73a

【化学成分】主要含有氨基酸，如使君子酸、使君子酸钾等；还含有油脂、挥发油、鞣质、植物甾醇等。主要毒性成分为使君子酸、使君子酸钾等。

【药理作用】具有驱杀寄生虫、抗肿瘤、抗病毒、抑菌作用、抑制小肠运动、保护肝脏等作用。

【毒副反应】具有中枢神经系统毒性，循环系统毒性，消化系统毒性，呼吸系统毒性。

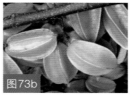

图73b

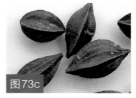

图73c

【性味归经】甘,温。归脾、胃经。

【功能主治】杀虫消积。用于蛔虫病,蛲虫病,虫积腹痛,小儿疳积。

【用法用量】使君子9～12 g,捣碎入煎剂;使君子仁6～9 g,多入丸散或单用,作1～2次分服。小儿每岁1～1.5粒,炒香嚼服,1日总量不超过20粒。

【注意】服药时忌饮浓茶。内服过量,轻则呃逆、恶心、呕吐、腹泻和眩晕等,如与热茶、热药同服,可发生剧烈腹痛、腹泻,炒食也宜放冷再食。严重时四肢发冷、出冷汗、头痛、抽搐、惊厥、呼吸困难、血压下降等,可因呼吸麻痹而死。中毒救治方法:催吐、补液、对症治疗。

【贮藏】置通风干燥处,防霉,防蛀。

金铁锁

【来源】本品为石竹科植物金铁锁*Psammosilene tunicoides* W. C. Wu et C. Y. Wu 的根。

【生长环境与分布】主产于四川、云南、贵州、西藏。生长于金沙江和雅鲁藏布江沿岸,海拔2 000～3 800 m的砾石山坡或石灰质岩石缝中。

【植物形态】多年生草本。根长倒圆锥形,棕黄色,肉质。茎铺散,平卧,长达35 cm,2叉状分枝,常带紫绿色,被柔毛。叶片卵形,长1.5～2.5 cm,宽1～1.5 cm,基部宽楔形或圆形,顶端急尖,上面被疏柔毛,下面沿中脉被柔毛。

三歧聚伞花序密被腺毛;花直径3～5 mm;花梗短或近无;花萼筒状钟形,长4～6 mm,密被腺毛,纵脉凸起,绿色,直达齿端,萼齿三角状卵形,顶端钝或急尖,边缘膜质;花瓣紫红色,狭匙形,长7～8 mm,全缘;雄蕊明显外露,长7～9 mm,花丝无毛,花药黄色;子房狭倒卵形,长约7 mm;花柱长约3 mm。蒴果棒状,长约7 mm;种子狭倒卵形,长约3 mm,褐色。花期6～9月,果期7～10月(图74a、图74b、图74c)。

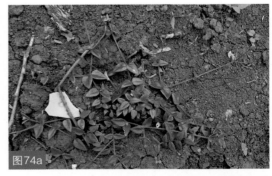

图74a

【采收】秋季采挖,除去外皮和杂质,晒干。

【药材性状】本品呈长圆锥形,有的略扭曲,长8～25 cm,直径0.6～2 cm。表面黄白色,有多数纵皱纹和褐色横孔纹。质硬,易折断,断面不平坦,粉性,皮部白色,木部黄色,有放射状纹理(图74d、图74e)。气微,味辛、麻,有刺喉感。

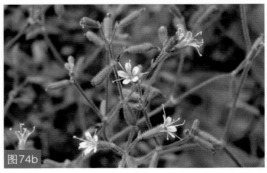

图74b

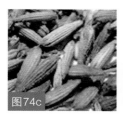
图74c

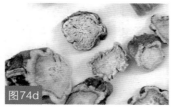
图74d

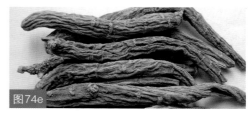
图74e

【化学成分】主要含环肽类、三萜皂苷、内酰胺、甾醇、有机酸、鸢尾苷、日尔曼醇等。其主要毒性成分可能是金铁锁总皂苷。

【药理作用】抗炎、镇痛、免疫调节、降压、抑菌等作用。

【毒副反应】消化系统毒性；黏膜刺激性；溶血性。

【性味归经】苦、辛，温，有小毒。归肝经。

【功能主治】祛风除湿，散瘀止痛，解毒消肿。用于风湿痹痛，胃脘冷痛，跌打损伤，外伤出血；外治疮疖，蛇虫咬伤。

【用法用量】0.1～0.3 g，多入丸、散服。外用适量。

【注意】孕妇慎用。中毒主要表现为嗜睡，四肢无力，呼吸急促等。中毒救治方法：对症治疗。

【贮藏】置干燥处。

肿节风

【来源】本品为金粟兰科植物草珊瑚 *Sarcandra glabra* (Thunb.) Nakai 的干燥全草。

【生长环境与分布】产于安徽、浙江、江西、福建、台湾、广东、广西、湖南、四川、贵州和云南。生于山坡、沟谷林下阴湿处，海拔420～1 500 m。

【植物形态】常绿半灌木，高50～120 cm；茎与枝均有膨大的节。叶革质，椭圆形、卵形至卵状披针形，长6～17 cm，宽2～6 cm，顶端渐尖，基部尖或楔形，边缘具粗锐锯齿，齿尖有一腺体，两面均无毛；叶柄长0.5～1.5 cm，基部合生成鞘状；托叶钻形。

穗状花序顶生，通常分枝，多少成圆锥花序状，连总花梗长1.5～4 cm；苞片三角形；花黄绿色；雄蕊1枚，肉质，棒状至圆柱状，花药2室，生于药隔上部之两侧，侧向或有时内向；子房球形或卵形，无花柱，柱头近头状。

核果球形，直径3～4 mm，熟时亮红色。花期6月，果期8～10月（图75a、图75b）。

【采收】夏、秋二季采收，除去杂质，晒干。

【药材性状】本品长50～120 cm。根茎较粗大，密生细根。茎圆柱形，多分枝，直径0.3～1.3 cm；

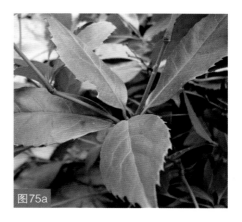
图75a

表面暗绿色至暗褐色,有明显细纵纹,散有纵向皮孔,节膨大;质脆,易折断,断面有髓或中空。叶对生,叶片卵状披针形至卵状椭圆形,长5~15 cm,宽3~6 cm;表面绿色、绿褐色至棕褐色或棕红色,光滑;边缘有粗锯齿,齿尖腺体黑褐色;叶柄长约1 cm;近革质。穗状花序顶生,常分枝(图75c)。气微香,味微辛。

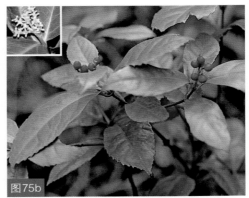

图75b

【化学成分】主要包括萜类,多数为倍半萜类,如金粟兰内酯A、B、E、F、G、草珊瑚甲苷、草珊瑚乙苷、银线草内酯A等;还含有黄酮、酚酸、香豆素、有机酸、挥发油和多糖。

【药理作用】有抗肿瘤、抗菌、抗病毒、抗炎、镇痛、调节免疫、抗胃溃疡、抗氧化、祛痰平喘、促进骨折愈合和保肝等作用。

【毒副反应】暂不明确。

【性味归经】苦、辛,平。归心、肝经。

【功能主治】清热凉血,活血消斑,祛风通络。用于血热发斑发疹,风湿痹痛,跌打损伤。

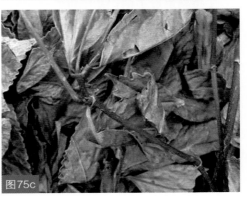

图75c

【用法用量】9~30 g。内服:先煎,或酒浸。外用:捣敷,研末调敷,或煎水熏洗。

【注意】阴虚火旺者或孕妇禁服,宜先煎或久煎。中毒后少数患者有头昏、乏力,或皮肤过敏反应。中毒救治方法:对症治疗。

【贮藏】置通风干燥处。

京大戟

【来源】本品为大戟科植物大戟 *Euphorbia pekinensis* Rupr. 的干燥根。

【生长环境与分布】广布于全国(除台湾、云南、西藏和新疆)。生于山坡、路旁、荒地、草丛、林缘和疏林内。

【植物形态】多年生草本。茎单生或自基部多分枝,每个分枝上部又4~5分枝,高40~80(90)cm,直径3~6(7)cm,被柔毛或被少许柔毛或无毛。根圆柱状,长20~30 cm。直径6~14 mm,分枝或不分枝。

叶互生,常为椭圆形,少为披针形或披针状椭圆形,变异较大,先端尖或渐尖,基部渐狭或呈楔形或近圆形或近平截,边缘全缘;主脉明显,侧脉羽状,不明显,叶两面无毛或有时叶背具少许柔毛或被较密的柔毛,变化较大且不稳定。总苞叶4~7枚,长椭圆形,先端尖,基部近平截;伞幅4~7,长2~5 cm;苞叶2枚,近圆形,先端具短尖头,基部平截或近平截。

花序单生于二歧分枝顶端,无柄;总苞杯状,高约3.5 mm,直径3.5～4.0 mm,边缘4裂,裂片半圆形,边缘具不明显的缘毛;腺体4,半圆形或肾状圆形,淡褐色。雄花多数,伸出总苞之外;雌花1枚,具较长的子房柄,柄长3～5(6)mm;子房幼时被较密的瘤状突起;花柱3,分离;柱头2裂。

蒴果球状,长约4.5 mm,直径4.0～4.5 mm,被稀疏的瘤状突起,成熟时分裂为3个分果片;花柱宿存且易脱落。种子长球状,长约2.5 mm,直径1.5～2.0 mm,暗褐色或微光亮,腹面具浅色条纹;种阜近盾状,无柄。花期5～8月,果期6～9月(图76a、图76b)。

【采收】秋、冬二季采挖,洗净,晒干。

【药材性状】本品呈不整齐的长圆锥形,略弯曲,常有分枝,长10～20 cm,直径1.5～4 cm。表面灰棕色或棕褐色,粗糙,有纵皱纹、横向皮孔样突起及支根痕。顶端略膨大,有多数茎基及芽痕。质坚硬,不易折断,断面类白色或淡黄色,纤维性(图76c)。气微,味微苦涩。

【化学成分】主要包括萜类,如大戟苷、大戟醇、大戟二烯醇、京大戟素和甘遂甾醇等,还含有黄酮、生物碱、鞣质、挥发油及多种烷醇等。主要毒性成分为大戟苷、大戟二烯醇、京大戟素等。

【药理作用】具有泻下、利尿、抗炎镇痛、抗肿瘤、兴奋离体妊娠子宫、扩张末梢血管、拮抗肾上腺素升高和清除自由基等作用。

【毒副反应】具有中枢毒性、皮肤黏膜刺激性等。

【性味归经】苦,寒,有毒。归肺、脾、肾经。

【功能主治】泻水逐饮,消肿散结。用于水肿胀满,胸腹积水,痰饮积聚,气逆咳喘,二便不利,痈肿疮毒,瘰疬痰核。

【用法用量】1.5～3 g。入丸、散服,每次1 g;内服醋制用。外用适量,生用。

【注意】孕妇禁用;不宜与甘草同用。皮肤或黏膜接触后可引起黏膜炎症及皮炎。内服超量可致咽喉部肿胀充血、剧烈呕吐、腹痛吐血、腹泻、便血、心悸、血压下降。严重时,导致脱水、水电解质紊乱、

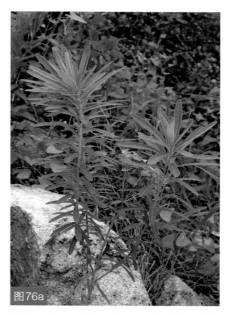
图76a

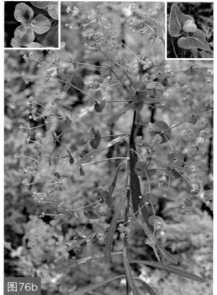
图76b

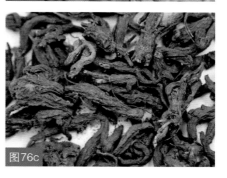
图76c

虚脱、肾功能衰竭。如侵犯中枢神经可见眩晕、昏迷、痉挛、瞳孔散大、最后呼吸麻痹而死。中毒救治方法：洗胃，静脉输入5%葡萄糖等。

【贮藏】置干燥处，防蛀。

闹羊花

【来源】本品为杜鹃花科植物羊踯躅 *Rhododendron molle* G. Don 的干燥花。

【生长环境与分布】主产江苏、安徽、浙江、江西、福建、河南、湖南、广东、广西、四川、贵州和云南。生于海拔1 000 m的山坡草地或丘陵地带的灌丛或山脊杂木林下。

【植物形态】落叶灌木，高0.5～2 m；分枝稀疏，枝条直立，幼时密被灰白色柔毛及疏刚毛。叶纸质，常簇生枝端，长圆形至长圆状披针形，长5～11 cm，宽1.5～3.5 cm，先端钝，具短尖头，基部楔形，边缘具睫毛，幼时上面被微柔毛，下面被灰白色柔毛，沿中脉被黄褐色刚毛，中脉和侧脉凸出。

总状伞形花序顶生，花多达13朵，先花后叶或与叶同时开放；花梗长1～2.5 cm，被微柔毛及疏刚毛；花萼裂片小，圆齿状，被微柔毛和刚毛状睫毛；花冠阔漏斗形，长4.5 cm，直径5～6 cm，黄色或金黄色，内有深红色斑点，花冠管向基部渐狭，圆筒状，外面被微柔毛，裂片5，椭圆形或卵状长圆形，长2.8 cm，外面被微柔毛；雄蕊5，不等长，长不超过花冠，花丝扁平，中部以下被微柔毛；子房圆锥状，长4 mm，密被灰白色柔毛及疏刚毛，花柱长达6 cm，无毛（图77a）。

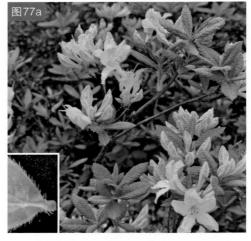

图77a

蒴果圆锥状长圆形，长2.5～3.5 cm，具5条纵肋，被微柔毛和疏刚毛。花期3～5月，果期7～8月。

【采收】4月或5月花初开时采收，晒干。

【药材性状】本品数朵花簇生于一总柄上，或脱落为单朵；灰黄色至黄褐色，皱缩。花萼5裂，裂片半圆形至三角形，边缘有较长的细毛；花冠钟状，筒部较长，约至2.5 cm，顶端卷折，5裂，花瓣宽卵形，先端钝或微凹；雄蕊5，花丝卷曲，等长或略长于花冠，中部以下有茸毛，花药红棕色，顶孔裂；雌蕊1，柱头头状；花梗长1～2.8 cm，棕褐色，有短茸毛（图77b）。气微，味微麻。

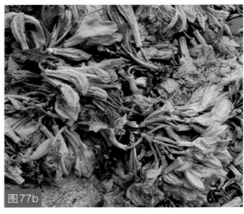

图77b

【化学成分】主要含黄酮类成分，如杜鹃素、根素等；含二萜类，如梫木毒素、木藜芦毒素、闹羊花素、闹羊花毒素Ⅲ、山月桂毒素、羊踯躅素等皮。主要毒性成分为梫木毒素、石楠素、木藜芦毒素、闹羊花毒素Ⅲ和山月桂毒素。

【药理作用】具有祛痰、降压、肌兴奋、镇痛、杀虫等作用。

【毒副反应】具有呼吸系统毒性，心脏毒性，神经系统毒性。

【性味归经】辛，温，有大毒。归肝经。

【功能主治】祛风除湿，散瘀定痛。用于风湿痹痛，偏正头痛，跌仆肿痛，顽癣。

【用法用量】0.6～1.5 g，浸酒或入丸、散。外用适量，煎水洗。

【注意】不宜多服、久服；体虚者及孕妇禁用。闹羊花毒性极大，LD_{50}与临床用量很接近。中毒主要表现为恶心、呕吐、腹泻、腹痛、心跳减慢、血压下降、动作失调、呼吸困难等。中毒救治方法：洗胃、导泻、利尿以及对症治疗。

【贮藏】置干燥处，防潮。

泽　漆

【来源】本品为大戟科植物泽漆 *Euphorbia helioscopia* L. 的干燥全草。

【生长环境与分布】生于山沟、路旁、荒野和山坡，较常见。分布于全国（除黑龙江、吉林、内蒙古、广东、海南、台湾、新疆、西藏外）。

【植物形态】一年生草本。根纤细，长7～10 cm，直径3～5 mm，下部分枝。茎直立，单一或自基部多分枝，分枝斜展向上，高10～30（50）cm，直径3～5（7）mm，光滑无毛。

叶互生，倒卵形或匙形，长1～3.5 cm，宽5～15 mm，先端具牙齿，中部以下渐狭或呈楔形；总苞叶5枚，倒卵状长圆形，长3～4 cm，宽8～14 mm，先端具牙齿，基部略渐狭，无柄；总伞幅5枚，长2～4 cm；苞叶2枚，卵圆形，先端具牙齿，基部呈圆形。

花序单生，有柄或近无柄；总苞钟状，高约2.5 mm，直径约2 mm，光滑无毛，边缘5裂，裂片半圆形，边缘和内侧具柔毛；腺体4，盘状，中部内凹，基部具短柄，淡褐色。雄花数枚，明显伸出总苞外；雌花1枚，子房柄略伸出总苞边缘。

蒴果三棱状阔圆形，光滑，无毛；具明显的三纵沟，长2.5～3.0 mm，直径3～4.5 mm；成熟时分裂为3个分果爿。种子卵状，长约2 mm，直径约1.5 mm，暗褐色，具明显的脊网；种阜扁平状，无柄。花果期4～10月（图78a、图78b、图78c、图78d）。

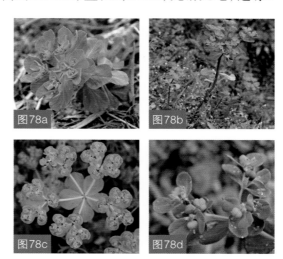

图78a　图78b　图78c　图78d

【采收】春夏采集全草，晒干入药。

【药材性状】全草长约30 cm，茎光滑

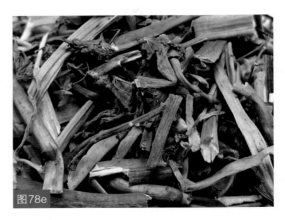

图78e

无毛,多分枝,表面黄绿色,基部呈紫红色,具纵纹,质脆。叶互生,无柄,倒卵形或匙形,长1～3 cm,宽0.5～1.8 cm,先端钝圆或微凹,基部广楔形或突然狭窄,边缘在中部以上具锯齿;茎顶部具5片轮生叶状苞,与下部叶相似。多歧聚伞花序顶生,有伞梗;杯状花序钟形,黄绿色。蒴果无毛。种子卵形,表面有凸起网纹(图78e)。气酸而特异,味淡。

【化学成分】含槲皮素-5,3-二-D-半乳糖苷、泽漆皂苷、三萜、丁酸、泽漆醇、β-二氢岩藻甾醇、葡萄糖、果糖、麦芽糖等。

乳汁含间-羟苯基甘氨酸、3,5-二羟基苯甲酸,干乳汁含橡胶烃(聚萜烯)13%、树脂62%、水溶性物25%。

种子含水分7.74%,脂肪油32.61%,蛋白质17.43%,纤维素33.82%,糖及糖苷2.18%。

鲜叶含泽漆皂苷,为无溶血性的酸性皂苷;干草含有强溶血性的酸性和中性皂苷,另含槲皮素-3,5-二半乳糖苷、β-二氢岩藻甾醇及泽漆醇。

主要毒性成分为泽漆皂苷、丁酸、泽漆醇等。

【药理作用】具有祛痰、止咳、降温、抗菌、兴奋小肠、抗肿瘤等药理作用。

【毒副反应】具有强烈的刺激性,接触皮肤能引起炎症,还能引起中枢神经系统损害。

【性味归经】辛、苦,微寒,有毒。归大肠、小肠、肺经。

【功能主治】利尿消肿,化痰散结,杀虫止痒。用于腹水、水肿、肺结核、颈淋巴结核、痰多喘咳、癣疮。

【用法用量】煎服,5～10 g。外用适量。

【注意】不宜过量或长期使用;脾胃虚寒者慎用。如误服鲜草或乳白汁液后,口腔、食管、胃黏膜均可发炎,糜烂,有灼痛、恶心、呕吐、腹痛、腹泻水样便,严重者脱水,甚至酸中毒等。中毒救治方法:洗胃,服用黏膜保护剂,补液;其他对症治疗。

【贮藏】置阴凉干燥处。

细 辛

【来源】本品为马兜铃科植物北细辛 *Asarum heterotropoides* Fr. Schmidt var. mandshuricum(Maxim.)Kitag.、华细辛 *Asarum sieboldii* Miq. 或汉城细辛 *Asarum sieboldii* Miq. var. *seoulense* Nakai 的干燥根和根茎。

【生长环境与分布】北细辛,产于黑龙江、吉林、辽宁。生于山坡林下、山沟土质肥沃而阴湿地上。汉城细辛,产于辽宁东南部。生于林下及山沟湿地。华细辛,产于山东、安徽、浙江、江西、河南、湖北、陕西、四川。生于海拔1 200～2 100 m林下阴湿腐植土中。

【植物形态】北细辛,多年生草本,根状茎横走,直径约3 mm,根细长,直径约1 mm。叶卵状心形或近肾形,长4~9 cm,宽5~13 cm,先端急尖或钝,基部心形,两侧裂片长3~4 cm,宽4~5 cm,顶端圆形,叶面在脉上有毛,有时被疏生短毛,叶背毛较密;芽苞叶近圆形,长约8 mm。

花紫棕色,稀紫绿色;花梗长3~5 cm,花期在顶部成直角弯曲,果期直立;花被管壶状或半球状,直径约1 cm,喉部稍缢缩,内壁有纵行脊皱,花被裂片三角状卵形,长约7 mm,宽约9 mm,由基部向外反折,贴靠于花被管上;雄蕊着生于子房中部,花丝常较花药稍短,药隔不伸出;子房半下位或几近上位,近球形,花柱6,顶端2裂,柱头侧生。果半球状,长约10 mm,直径约12 mm。花期5月(图79a)。

华细辛,多年生草本;根状茎直立或横走,直径2~3 mm,节间长1~2 cm,有多条须根。叶通常2枚,叶片心形或卵状心形,长4~11 cm,宽4.5~13.5 cm,先端渐尖或急尖,基部深心形,两侧裂片长1.5~4 cm,宽2~5.5 cm,顶端圆形,叶面疏生短毛,脉上较密,叶背仅脉上被毛;叶柄长8~18 cm,光滑无毛;芽苞叶肾圆形,长与宽各约13 mm,边缘疏被柔毛。

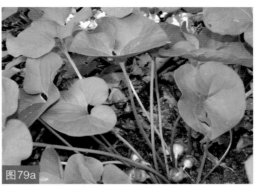

图79a

花紫黑色,花梗长2~4 cm;花被管钟状,直径1~1.5 cm,内壁有疏离纵行脊皱;花被裂片三角状卵形,长约7 mm,宽约10 mm,直立或近平展;雄蕊着生子房中部,花丝与花药近等长或稍长,药隔突出,短锥形;子房半下位或几近上位,球状,花柱6,较短,顶端2裂,柱头侧生。果近球状,直径约1.5 cm,棕黄色。花期4~5月(图79b)。

汉城细辛,与华细辛相似,区别在于叶片背面有密生短毛,叶柄被疏毛。

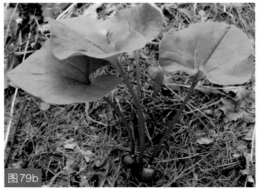

图79b

【采收】夏季果熟期或初秋采挖,除净地上部分和泥沙,阴干。

【药材性状】北细辛,常卷曲成团。根茎横生呈不规则圆柱状,具短分枝,长1~10 cm,直径0.2~0.4 cm;表面灰棕色,粗糙,有环形的节,节间长0.2~0.3 cm,分枝顶端有碗状的茎痕。根细长,密生节上,长10~20 cm,直径0.1 cm;表面灰黄色,平滑或具纵皱纹;有须根和须根痕;质脆,易折断,断面平坦,黄白色或白色(图79c)。气辛香,味辛辣、麻舌。

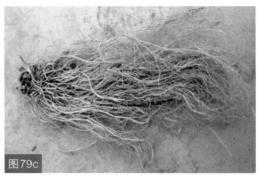

图79c

华细辛,根茎长 5～20 cm,直径 0.1～0.2 cm,节间长 0.2～1 cm。气味较弱。

汉城细辛,根茎直径 0.1～0.5 cm,节间长 0.1～1 cm。

【化学成分】 主要化学成分包括挥发油类,如黄樟醚、β-蒎烯、α-蒎烯、细辛醚等;含苯丙素类;还含有马兜铃酰胺Ⅰ、马兜铃酸Ⅳ、左旋芝麻脂素、山柰酚-3-O-葡萄糖苷等。主要毒性成分为黄樟醚、马兜铃酸等。

【药理作用】 具有解热、抗炎、镇痛、镇静、强心、局部麻醉、抗心肌缺血、平喘、祛痰、抗衰老等作用。

【毒副反应】 黄樟醚是一种致癌物质,有呼吸麻痹作用,可致多种动物呼吸麻痹而死;马兜铃酸会导致严重的肾功能衰竭;此外,尚有呼吸系统毒性和遗传毒性。

【性味归经】 辛,温。归心、肺、肾经。

【功能主治】 解表散寒,祛风止痛,通窍,温肺化饮。用于风寒感冒,头痛,牙痛,鼻塞流涕,鼻衄,鼻渊,风湿痹痛,痰饮喘咳。

【用法用量】 1～3 g。散剂每次服 0.5～1 g。外用适量。

【注意】 不宜与藜芦同用;气虚多汗、阴虚阳亢之头疼、肺热咳喘忌服。中毒后常出现呕吐、出汗、头痛、呼吸急促、瞳孔散大、体温血压升高,甚至牙关紧闭、四肢抽搐、意识不清、呼吸麻痹等。中毒救治方法:催吐、洗胃、补液及对症治疗。

【贮藏】 置阴凉干燥处。

草 乌

【来源】 本品为毛茛科植物北乌头 *Aconitum kusnezoffii* Reichb. 的干燥块根。

【生长环境与分布】 在我国分布于山西、河北、内蒙古、辽宁、吉林和黑龙江。在山西、河北及内蒙古南部生海拔 1 000～2 400 m 山地草坡或疏林中,在内蒙古北部、吉林及黑龙江等地生海拔 200～450 m 山坡或草甸上。

【植物形态】 块根圆锥形或胡萝卜形,长 2.5～5 cm,粗 7～10 cm。茎高(65)80～150 cm,无毛,等距离生叶,通常分枝。茎下部叶有长柄,在开花时枯萎。茎中部叶有稍长柄或短柄;叶片纸质或近革质,五角形,长 9～16 cm,宽 10～20 cm,基部心形,三全裂,中央全裂片菱形,渐尖,近羽状分裂,小裂片披针形,侧全裂片斜扇形,不等二深裂,表面疏被短曲毛,背面无毛;叶柄长约为叶片的 1/3～2/3,无毛。

顶生总状花序具 9～22 朵花,通常与其下的腋生花序形成圆锥花序;轴和花梗无毛;下部苞片三裂,其他苞片长圆形或线形;下部花梗长 1.8～3.5(5)cm;小苞片生花梗中部或下部,线形或钻状线形,长 3.5～5 mm,宽 1 mm;萼片紫蓝色,外面有疏曲柔毛或几无毛,上萼片盔形或高盔形,高 1.5～2.5 cm,有短或长喙,下缘长约 1.8 cm,侧萼片长 1.4～1.6(2.7)cm,下萼片长圆形;花瓣无毛,瓣片宽 3～4 mm,唇长 3～5 mm,距长 1～4 mm,向后弯曲或近拳卷;雄蕊无毛,花丝全缘或有 2 小齿;心皮(4～)5 枚,无毛。

蓇葖直,长(0.8)1.2～2 cm;种子长约 2.5 mm,扁椭圆球形,沿棱具狭翅,只在一面生横膜翅。7～9月开花(图80a、图80b、图80c)。

【采收】秋季茎叶枯萎时采挖,除去须根和泥沙,干燥。

【药材性状】本品呈不规则长圆锥形,略弯曲,长2～7 cm,直径0.6～1.8 cm。顶端常有残茎和少数不定根残基,有的顶端一侧有一枯萎的芽,一侧有一圆形或扁圆形不定根残基。面灰褐色或黑棕褐色,皱缩,有纵皱纹、点状须根痕及数个瘤状侧根。质硬,断面灰白色或暗灰色,有裂隙,形成层环纹多角形或类圆形,髓部较大或中空(图80d)。气微,味辛辣、麻舌。

【化学成分】主要含有生物碱类成分,如乌头碱、中乌头碱、次乌头碱、去氧乌头碱和北乌头碱等,还含有多糖、脂肪酸、胺类等。

草乌的主要毒性成分为乌头碱、中乌头碱、次乌头碱;其中双酯型乌头碱毒性最强,苯甲酰单酯型乌头碱毒性较小,乌头原碱毒性较弱,或几乎无毒性;酯碱型乌头碱毒性比双酯型乌头碱小,但仍具有相当的毒性。

【药理作用】具有镇痛、抗炎、局麻、抗肿瘤、降血糖等作用。

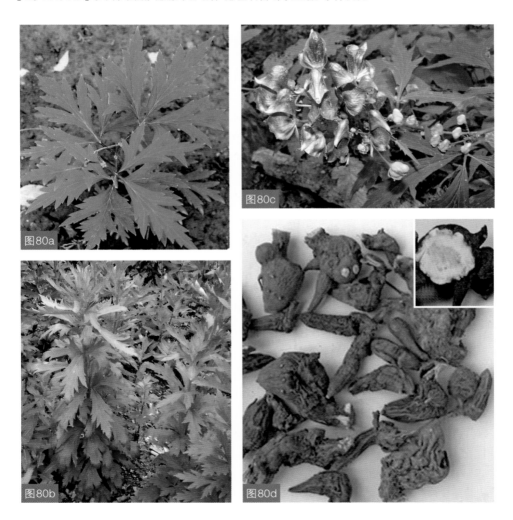

图80a

图80c

图80b

图80d

【毒副反应】具有心脏毒性,神经毒性和胚胎毒性。

【性味归经】辛、苦,热,有大毒。归心、肝、肾、脾经。

【功能主治】祛风除湿,温经止痛。用于风寒湿痹,关节疼痛,心腹冷痛,寒疝作痛及麻醉止痛。

【用法用量】1.5～3.0 g。一般炮制后用。

【注意】生品内服宜慎;孕妇禁用;不宜与半夏、瓜蒌、瓜蒌子、瓜蒌皮、天花粉、川贝母、浙贝母、平贝母、伊贝母、湖北贝母、白蔹、白及同用。中毒后主要表现为全身发麻,口渴,胃内强烈烧灼感,颜面及四肢痉挛,语言困难,神志不清,视力、听力下降,心律失常,血压下降等。中毒救治方法:洗胃、导泻及对症治疗。

【贮藏】置通风干燥处,防蛀。

茺蔚子

【来源】本品为唇形科植物益母草 *Leonurus japonicus* Houtt. 的干燥成熟果实。

【生长环境与分布】生于山野、河滩草丛中及溪边湿润处。广泛分布于全国各地。

【植物形态】一年生或二年生草本,高60～100 cm。茎直立,四棱形,被微毛。

叶对生,叶形多种,叶柄长0.5～8 cm。一年生植物基生叶具长柄,叶片略呈圆形,直径4～8 cm,5～9浅裂,裂片具2～3钝齿,基部心形;茎中部叶有短柄,3全裂,裂片近披针形,中央裂片常再3裂,两侧裂片再1～2裂,最终片宽度通常在3 mm以上,先端渐尖,边缘疏生锯齿或近全缘;最上部叶不分裂,浅形,近无柄,上面绿色,被糙伏毛,下面淡绿色,被疏柔毛及腺点。

轮伞花序腋生,具花8～15朵;小苞片针刺状,无花梗;花萼钟形,外面贴生微柔毛,先端5齿裂,具刺尖,下方2齿比上方2齿长,宿存;花冠唇形,淡红色或紫红色,长9～12 mm,外面被柔毛,上唇与下唇几乎等长,上唇长圆形,全缘,边缘具纤毛,下唇3裂,中央裂片较大,倒心形;雄蕊4,二强,着生在花冠内面近中部,花丝疏被鳞状毛,花药2室;雌蕊1,子房4裂,花柱丝状,略长于雄蕊,柱头2裂。

小坚果褐色,三棱形,先端较宽而平截,基部楔形,长2～2.5 mm,直径约1.5 mm。花期6～9月,果期7～10月(图81a、图81b、图81c)。

【采收】秋季果实成熟时采割地上部分,晒干,打下果实,除去杂质。

【药材性状】本品呈三棱形,长2～3 mm,宽约1.5 mm。表面灰棕色至灰褐色,有深色斑点,一端稍宽,平截状,另一端渐窄而钝尖。果皮薄,子叶类白色,富油性(图81c)。气微,味苦。

【化学成分】主要含有益母草宁碱、水苏碱及脂肪油等,油中主成分为油酸、亚麻酸等,另含氨基酸、维生素A样物质及微量元素等。其主要毒性成分为益母草素。

【药理作用】具有收缩子宫、降血压、调节血脂、抗氧化等作用。

【性味归经】辛、苦,微寒,有小毒。归心、肝经。

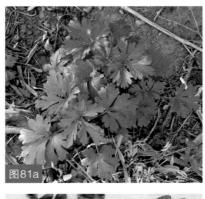

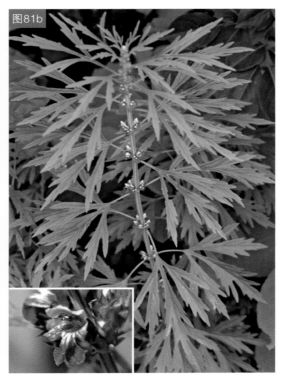

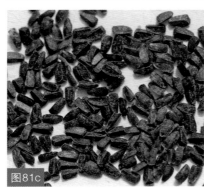

【毒副反应】肾脏毒性,可刺激乳腺癌增长。

【功能主治】活血调经,清肝明目。用于月经不调,经闭痛经,目赤翳障,头晕胀痛。

【用法用量】5～10 g,煎服。

【注意】肝血不足,瞳子散大及孕妇忌服。中毒主要表现为乏力、胸闷、出汗、全身酸痛、下肢不能活动等。中毒救治方法:早期催吐、洗胃,同时静脉滴注5%葡萄糖盐水;其他对症治疗。

【贮藏】置通风干燥处。

牵牛子

【来源】本品为旋花科植物牵牛 *Pharbitisnil*(L.)Choisy. 或圆叶牵牛 *Pharbitispurpurea* (L.)Voigt 的干燥成熟种子。

【生长环境与分布】裂叶牵牛,我国除西北和东北的一些省外,大部分地区都有分布。生于海拔100～200(1 600)m的山坡灌丛、干燥河谷路边、园边宅旁、山地路边,或为栽培。圆叶牵牛,我国大部分地区有分布,生于平地以至海拔2 800 m的田边、路边、宅旁或山谷林内,栽培或野生。

【植物形态】裂叶牵牛,一年生缠绕草本,茎上被倒向的短柔毛及杂有倒向或开展的长硬毛。叶宽卵形或近圆形，深或浅的3裂，偶5裂，长4～15 cm，宽4.5～14 cm，基部圆，心形，中裂片长圆形或卵圆形，渐尖或骤尖，侧裂片较短，三角形，裂口锐或圆，叶面或疏或密被微硬的柔毛；叶柄长2～15 cm，毛被同茎。

花腋生，单一或通常2朵着生于花序梗顶，花序梗长短不一，长1.5～18.5 cm，通常短于叶柄，有时较长，毛被同茎；苞片线形或叶状，被开展的微硬毛；花梗长2～7 mm；小苞片线形；萼片近等长，长2～2.5 cm，披针状线形，内面2片稍狭，外面被开展的刚毛，基部更密，有时也杂有短柔毛；花冠漏斗状，长5～8（10）cm，蓝紫色或紫红色，花冠管色淡；雄蕊及花柱内藏；雄蕊不等长；花丝基部被柔毛；子房无毛，柱头头状。蒴果近球形，直径0.8～1.3 cm，3瓣裂。种子卵状三棱形，长约6 mm，黑褐色或米黄色，被褐色短绒毛（图82a）。

圆叶牵牛，一年生缠绕草本，茎上被倒向的短柔毛杂有倒向或开展的长硬毛。叶圆心形或宽卵状心形，长4～18 cm，宽3.5～16.5 cm，基部圆，心形，顶端锐尖、骤尖或渐尖，通常全缘，偶有3裂，两面疏或密被刚伏毛；叶柄长2～12 cm，毛被与茎同。

花腋生，单一或2～5朵着生于花序梗顶端成伞形聚伞花序，花序梗比叶柄短或近等长，长4～12 cm，毛被与茎相同；苞片线形，长6～7 mm，被开展的长硬毛；花梗长1.2～1.5 cm，被倒向短柔毛及长硬毛；萼片近等长，长1.1～1.6 cm，外面3片长椭圆形，渐尖，内面2片线状披针形，外面均被开展的硬毛，基部更密；花冠漏斗状，长4～6 cm，紫红色、红色或白色，花冠管通常白色，瓣中带于内面色深，外面色淡；雄蕊与花柱内藏；雄蕊不等长，花丝基部被柔毛；子房无毛，3室，每室2胚珠，柱头头状；花盘环状（图82b）。蒴果近球形，直径9～10 mm，3瓣裂。种子卵状三棱形，长约5 mm，黑褐色或米黄色，被极短的糠秕状毛。

【采收】秋末果实成熟、果壳未开裂时采割植株，晒干，打下种子，除去杂质。

【药材性状】本品似橘瓣状，长4～8 mm，宽3～5 mm。表面灰黑色或淡黄白色，背面有一条浅纵沟，腹面棱线的下端有一点状种脐，微凹。质硬，横切面可见淡黄色或黄绿色皱缩折叠的子叶，微显油性（图82c）。气微，味辛、苦，有麻感。

【化学成分】主要含生物碱类，如麦角醇、裸麦角醇、田麦角醇、麦角新碱、麦角辛等；还含有糖、蛋白质、甾醇、脂肪油类、牵牛子苷等。牵牛子的主要毒性成分为牵牛子苷。

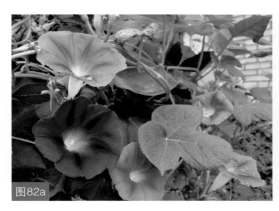
图82a

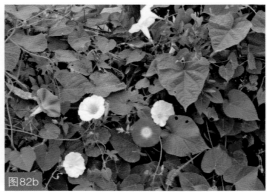
图82b

【**药理作用**】具有泻下、利尿、抑菌、兴奋子宫、驱虫等作用。

【**毒副反应**】消化系统毒性,神经系统毒性,肝、肾毒性。

【**性味归经**】苦、寒,有毒。归肺、肾、大肠经。

【**功能主治**】泻水通便,消痰涤饮,杀虫攻积。用于水肿胀满,二便不通,痰饮积聚,气逆喘咳,虫积腹痛。

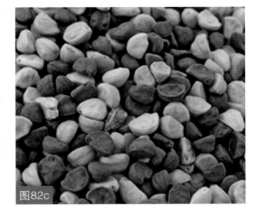

图82c

【**用法用量**】3～6 g。入丸、散服,每次1.5～3 g。

【**注意**】孕妇及微弱气虚者禁用;不宜与巴豆、巴豆霜同用。中毒主要表现为,早期呕吐、腹痛、腹泻、头痛、头晕、大便有黏液及血、血尿,严重者语言障碍、休克等。中毒救治方法:催吐、洗胃及对症治疗。

【**贮藏**】置干燥处。

鸦胆子

【**来源**】本品为苦木科植物鸦胆子 *Brucea javanica*（L.）Merr.的干燥成熟果实。

【**生长环境与分布**】生于海拔950～1 000 m的旷野或山麓灌丛中或疏林中。分布于福建、台湾、广东、广西、海南和云南等省区;亚洲东南部至大洋洲北部也有。

【**植物形态**】灌木或小乔木;嫩枝、叶柄和花序被黄色柔毛。叶长20～40 cm,有小叶3～15,卵形或卵状披针形,长5～10（13）cm,宽2.5～5（6.5）cm,先端渐尖,基部宽楔形至近圆形,通常略偏斜,边缘有粗齿,两面均被柔毛,背面较密;小叶柄短,长4～8 mm。

花组成圆锥花序,雄花序长15～25（40）cm,雌花序长约为雄花序的一半;花细小,暗紫色,直径1.5～2 mm;雄花的花梗细弱,长约3 mm,萼片被微柔毛,长0.5～1 mm,宽0.3～0.5 mm;花瓣有稀疏的微柔毛或近于无毛,长1～2 mm,宽0.5～1 mm;花丝钻状,长0.6 mm,花药长0.4 mm;雌花的花梗长约2.5 mm,萼片与花瓣与雄花同,雄蕊退化或仅有痕迹。

核果1～4,分离,长卵形,长6～8 mm,直径4～6 mm,成熟时灰黑色,干后有不规则多角形网纹,外壳硬骨质而脆,种仁黄白色,卵形,有薄膜,含油丰富,味极苦。花期夏季,果期8～10月（图83a、图83b、图83c、图83d）。

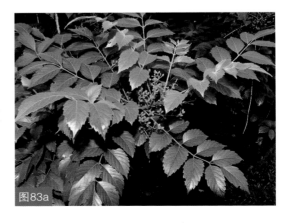

图83a

【采收】秋季果实成熟时采收,除去杂质,晒干。

【药材性状】呈卵形,长6～10 mm,直径4～7 mm。表面黑色或棕色,有隆起的网状皱纹,网眼呈不规则的多角形,两侧有明显的棱线,顶端渐尖,基部有凹陷的果梗痕。果壳质硬而脆,种子卵形,长5～6 mm,直径3～5 mm,表面类白色或黄白色,具网纹;种皮薄,子叶乳白色,富油性(图83d)。气微,味极苦。

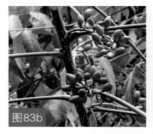
图83b

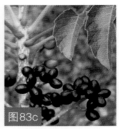
图83c

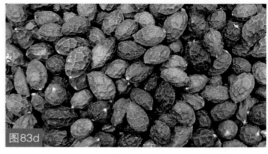
图83d

【化学成分】含生物碱(鸦胆子碱和鸦胆宁等)、糖苷(鸦胆灵、鸦胆子苷等)、酚性成分(鸦胆子酚等)、脂肪油、鸦胆子素A等;还含黄酮类、甾体、糖苷类、脂肪酸等。

鸦胆子主要毒性成分存在于水溶性的苦味成分中,如鸦胆子苷、双氢鸦胆子苷等。

【药理作用】抗肿瘤作用,抗消化道溃疡、降血脂作用,抗阿米巴原虫,抗疟,抗病毒,对赘疣细胞有毒性作用等。

【毒副反应】刺激性,引起内脏出血,中枢神经系统抑制。

【性味归经】苦,寒,有小毒。归大肠、肝经。

【功能主治】清热解毒,截疟,止痢;外用腐蚀赘疣。用于痢疾、疟疾;外治赘疣、鸡眼。

【用法用量】0.5～2 g,用龙眼肉包裹或装入胶囊吞服。外用适量。

【注意】胃肠出血及肝肾病患者应禁用或慎用。中毒主要表现为恶心、呕吐、腹痛、腹泻、出血性胃肠炎,下肢无力,呼吸困难;或皮肤黏膜刺激性。中毒救治方法:催吐,洗胃,补液;对症治疗。

【贮藏】置干燥处。

香加皮

【来源】本品为萝藦科植物杠柳*Periploca sepium* Bge.的干燥根皮。

【生长环境与分布】生于平原及低山丘的林缘、沟坡、河边沙质地或地埂等处。分布于吉林、辽宁、内蒙古、河北、山东、山西、江苏、河南、江西、贵州、四川、重庆、陕西、甘肃等省区。

【植物形态】落叶蔓性灌木,长可达1.5 m。主根圆柱状,外皮灰棕色,内皮浅黄色。具乳汁,除花外,全株无毛;茎皮灰褐色;小枝通常对生,有细条纹,具皮孔。叶卵状长圆形,长5～9 cm,宽1.5～2.5 cm,顶端渐尖,基部楔形,叶面深绿色,叶背淡绿色;中脉在叶面扁平,在叶背微凸起,侧脉纤细,两面扁平,每边20～25条;叶柄长约3 mm。

聚伞花序腋生,着花数朵;花序梗和花梗柔弱;花萼裂片卵圆形,长3 mm,宽2 mm,顶端钝,花萼内面基部有10个小腺体;花冠紫红色,辐状,张开直径1.5 cm,花冠筒短,约长3 mm,裂片长圆状披针形,长8 mm,宽4 mm,中间加厚呈纺锤形,反折,内面被长柔毛,外面无毛;副花冠环状,10裂,其中5裂延伸丝状被短柔毛,顶端向内弯;雄蕊着生在副花冠内面,并与其合生,花药彼此粘连并包围着柱头,背面被长柔毛;心皮离生,无毛,每心皮有胚珠多个,柱头盘状凸起;花粉器匙形,四合花粉藏在载粉器内,粘盘粘连在柱头上。

蓇葖果2,圆柱状,长7～12 cm,直径约5 mm,无毛,具有纵条纹;种子长圆形,长约7 mm,宽约1 mm,黑褐色,顶端具白色绢质种毛;种毛长3 cm。花期5～6月,果期7～9月(图84a、图84b、图84c)。

【采收】春、秋二季采挖,剥取根皮,晒干。

【药材性状】本品呈卷筒状或槽状,少数呈不规则的块片状,长3～10 cm,直径1～2 cm,厚0.2～0.4 cm。外表面灰棕色或黄棕色,栓皮松软常呈鳞片状,易剥落。内表面淡黄色或淡黄棕色,较平滑,有细纵纹(图84d)。体轻,质脆,易折断,断面不整齐,黄白色。有特异香气,味苦。

【化学成分】主要成分为强心苷类,包括杠柳毒苷和杠柳次苷等,还含C_{21}-甾体苷、杠柳苷A、B、C等。此外还含有挥发油等。主要毒性成分为杠柳毒苷。

【药理作用】具有强心、抗炎、抗肿瘤、镇静、增加肺循环、利尿、杀虫、兴奋神经系统、免疫调节、升白细胞、细胞分化诱导、神经生长因子促进、拟胆碱、抗放射等作用;对呼吸和血压也有一定影响。

【毒副反应】有弱蓄积毒性;有消化系统毒性、神经系统毒性、心脏毒性。

【性味归经】辛、苦,温,有毒。归肝、肾、心经。

【功能主治】利水消肿,祛风湿,强筋骨。用于下肢浮肿,心悸气短,风寒湿痹,腰膝酸软。

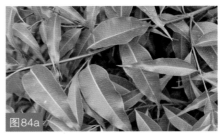

图84a

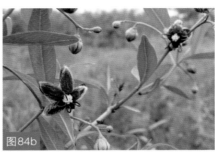

图84b

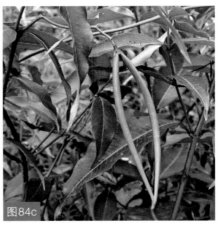

图84c

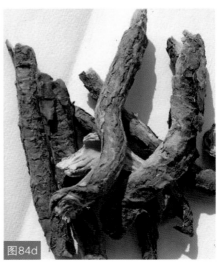

图84d

【用法用量】内服：煎汤，4.5～9 g；或浸酒或入丸、散。外用：适量，煎水外洗。

【注意】过量服用或久服可引起中毒。中毒主要表现为恶心、呕吐，头痛、头昏，昏迷，血压先升后降，心律失常，以及全身麻痹，呼吸衰竭等。中毒救治方法：立即停药，对症治疗。

【贮藏】置阴凉干燥处。

重　楼

【来源】本品为百合科植物云南重楼 *Paris polyphylla* Smith var. *yunnanensis*（Franch.）Hand.-Mazz. 或七叶一枝花 *Paris polyphylla* Smith var. *chinensis*（Franch.）Hara 的干燥根茎。

【生长环境与分布】云南重楼，产于福建、湖北、湖南、广西、四川、贵州和云南。生于海拔（1 400）2 000～3 600 m 的林下或路边。七叶一枝花，主产于西藏（东南部）、云南、四川和贵州。生于海拔1 800～3 200 m 的林下。

【植物形态】云南重楼，叶轮生茎顶，4～9片，通常为7片，厚纸质、长椭圆形或椭圆状披针形，长9～23 cm，宽2.5～7 cm，先端渐尖或短尖，全缘，基部楔形，膜质或薄纸质，绿色，有时下面带紫色；主脉3条基出。

花单生顶端，花梗青紫色或紫红色；外列被片绿色，叶状，4～7片，长卵形至卵状披针形，长3～5 cm，宽1～1.5 cm，先端渐尖；内列被片与外列同数，黄色或黄绿色、线形，宽约1 mm，一般短于外列被片；雄蕊数与花被片同，花丝扁平，长3～5 mm，花药线形，金黄色，纵裂，长于花丝2～3倍，药隔在药上略延长或无；子房上位，具4～6棱，花柱短，先端4～7裂，向外反卷；胚珠每室多数。

蒴果球形，熟时黄褐色，3～6瓣裂，直径2～2.4 cm，内含多数鲜红色卵形种子。花期4～7月。果期8～11月（图85a）。

七叶一枝花，多年生草本，高50～100 cm。根状茎粗壮，圆锥状或圆柱状，粗可达3 cm，具多数环状结节，棕褐色，具多数须根。茎直立，圆柱形，不分枝，基部常带紫色。叶常7～10片，轮生于茎顶，长圆形、椭圆形或倒卵状披针形，长7～15 cm，宽2.5～5 cm，先端急尖或渐尖，基部圆形，稀楔形，全缘，无毛；叶柄长2～5 cm，通常带紫色。

花单生于茎顶，在轮生叶片上端；花梗长5～16（30）cm；外轮花被片（萼片）4～6，椭圆状披针形或卵状披针形，绿色，长3.5～8 cm，内轮花被片（花瓣）退化呈线状，先端常渐尖，等长或长于萼片2倍；雄蕊8～12枚，花丝与花药

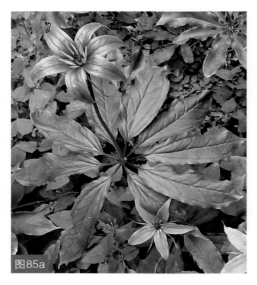

图85a

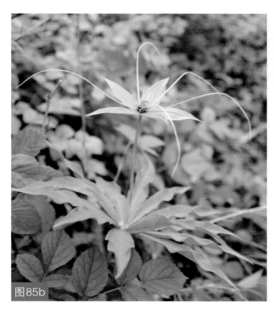

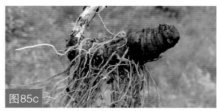

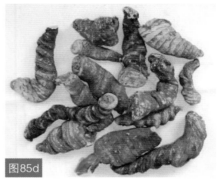

近等长,药隔突出部分长 0.5～1(2)mm;子房圆锥状,有 5～6 棱;花柱粗短,4～6 枚,紫色,蒴果近球形,3～6 瓣裂。种子多数。花期 7～8 月,果期 9～10 月(图 85b)。

【采收】秋季采挖,除去须根,洗净,晒干。

【药材性状】本品呈结节状扁圆柱形,略弯曲,长 5～12 cm,直径 1.0～4.5 cm。表面黄棕色或灰棕色,外皮脱落处呈白色;密具层状突起的粗环纹,一面结节明显,结节上具椭圆形凹陷茎痕,另一面有疏生的须根或疣状须根痕。顶端具鳞叶和茎的残基。质坚实,断面平坦,白色至浅棕色,粉性或角质(图 85c、图 85d)。气微,味微苦、麻。

【化学成分】主要含甾体皂苷类,可分为两大类:一类是薯蓣皂苷元及其苷类:如 C_{22}-羟基—原重楼皂苷、重楼皂苷 P_2、重楼皂苷 P_4、薯蓣皂苷 P_3 等;第二类为偏诺皂苷元的糖苷,包括皂苷 P_5–P_8、27-羟基偏诺皂苷 P_{11} 等。还含有植物甾醇、氨基酸、黄酮类等。重楼主要毒性成分为皂苷及酚类。

【药理作用】止血、抗肿瘤、抗菌、抗炎、抗氧化、免疫调节、收缩子宫、抗肝纤维化以及保护血管内皮细胞等。

【毒副反应】循环系统毒性、肝脏毒性、胃黏膜刺激性、溶血、杀精、过敏反应等。

【性味归经】苦,微寒,有小毒。归肝经。

【功能主治】清热解毒,消肿止痛,凉肝定惊。用于疔疮痈肿,咽喉肿痛,蛇虫咬伤,跌打伤痛,惊风抽搐。

【用法用量】3～9 g。外用适量,研末调敷。

【注意】中毒后常出现烦躁、恶心、呕吐、头痛、头晕腹痛、腹泻等;严重者见痉挛抽搐、面色苍白、呼吸困难、发绀等;接触易致过敏反应。中毒救治方法:洗胃、导泻、内服稀乙酸,对症治疗。

【贮藏】置阴凉干燥处,防蛀。

急性子

【来源】本品为凤仙花科植物凤仙花 *Impatiens balsamina* L. 的干燥成熟种子。

【生长环境与分布】我国各地庭园广泛栽培，为习见的观赏花卉。

【植物形态】一年生草本，高60～100 cm。茎粗壮，肉质，直立，不分枝或有分枝，无毛或幼时被疏柔毛，基部直径可达8 mm，具多数纤维状根，下部节常膨大。

叶互生，最下部叶有时对生；叶片披针形、狭椭圆形或倒披针形，长4～12 cm，宽1.5～3 cm，先端尖或渐尖，基部楔形，边缘有锐锯齿，向基部常有数对无柄的黑色腺体，两面无毛或被疏柔毛，侧脉4～7对；叶柄长1～3 cm，上面有浅沟，两侧具数对具柄的腺体。

花单生或2～3朵簇生于叶腋，无总花梗，白色、粉红色或紫色，单瓣或重瓣；花梗长2～2.5 cm，密被柔毛；苞片线形，位于花梗的基部；侧生萼片2，卵形或卵状披针形，长2～3 mm，唇瓣深舟状，长13～19 mm，宽4～8 mm，被柔毛，基部急尖成长1～2.5 cm内弯的距；旗瓣圆形，兜状，先端微凹，背面中肋具狭龙骨状突起，顶端具小尖，翼瓣具短柄，长23～35 mm，2裂，下部裂片小，倒卵状长圆形，上部裂片近圆形，先端2浅裂，外缘近基部具小耳；雄蕊5，花丝线形，花药卵球形，顶端钝；子房纺锤形，密被柔毛。

蒴果宽纺锤形，长10～20 mm；两端尖，密被柔毛。种子多数，圆球形，直径1.5～3 mm，黑褐色。花期7～10月（图86a、图86b、图86c）。

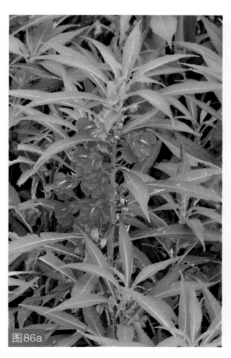

图86a

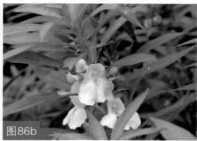

图86b

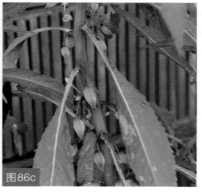

图86c

【采收】夏、秋季果实即将成熟时采收,晒干,除去果皮和杂质。

【药材性状】本品呈椭圆形、扁圆形或卵圆形,长2～3 mm,宽1.5～2.5 mm。表面棕褐色或灰褐色,粗糙,有稀疏的白色或浅黄棕色小点,种脐位于狭端,稍突出。质坚实,种皮薄,子叶灰白色,半透明,油质。气微,味淡、微苦(图86d)。

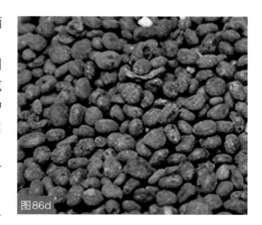
图86d

【化学成分】主要含脂肪油、挥发油;还含有黄酮、醌类、皂苷、蛋白质、糖类和甾醇等。

【药理作用】具有促透皮、抗生育、抗氧化、抗菌、抗肿瘤、降血压、降血脂、祛痰止咳等作用。

【毒副反应】具有神经系统毒性。

【性味归经】微苦、辛,温,有小毒。归肺、肝经。

【功能主治】破血,软坚,消积。用于癥瘕痞块,经闭,噎膈。

【用法用量】3～5 g。水煎内服或入丸、散。外用,适量研末吹喉、点牙、调敷或煎膏贴。

【注意】孕妇慎用。长期应用可出现汗出、喉干、恶心、降低食欲、狂躁等。中毒救治方法:减量或停药;其他对症治疗。

【贮藏】置干燥处。

洋金花

【来源】本品为茄科植物白花曼陀罗 *Datura metel* L.的干燥花。

【生长环境与分布】分布于热带及亚热带地区,温带地区普遍栽培;我国台湾、福建、广东、广西、云南、贵州等省区常为野生,江苏、浙江栽培较多,江南其他省和北方许多城市有栽培。常生于向阳的山坡草地或住宅旁。

【植物形态】一年生直立草木而呈半灌木状,高0.5～1.5 m,全体近无毛;茎基部稍木质化。叶卵形或广卵形,顶端渐尖,基部不对称圆形、截形或楔形,长5～20 cm,宽4～15 cm,边缘有不规则的短齿或浅裂或者全缘而波状,侧脉每边4～6条;叶柄长2～5 cm。

花单生于枝叉间或叶腋,直立或倒垂,花梗长约1 cm。花萼筒状,长4～9 cm,直径2 cm,裂片狭三角形或披针形,果时宿存部分增大成浅盘状;花冠长漏斗状,长14～20 cm,檐部直径6～10 cm,筒中部之下较细,向上扩大呈喇叭状,裂片顶端有小尖头,白色、黄色或浅紫色,单瓣,栽培类型中有2重瓣或3重瓣;雄蕊5,在重瓣类型中常变态成15枚左右,花药长约1.2 cm;子房疏生短刺毛,花柱长11～16 cm。

蒴果近球状或扁球状,疏生粗短刺,直径约3 cm,不规则4瓣裂。种子淡褐色,宽约

3 mm。花果期3～12月（图87a、图87b、图87c、图87d、图87e）。

【采收】4～11月花初开时采收，晒干或低温干燥。

【药材性状】本品数朵花簇生于一总柄上，多脱落为单朵；灰黄色至黄褐色，皱缩。花裂，裂片半圆形至三角形，边缘有较长的细毛；花冠钟状，筒部较长，约至2.5 cm，顶端卷折，5裂，花瓣宽卵形，先端钝或微凹；雄蕊5，花丝卷曲，等长或略长于花冠，中部以下有茸毛，花药红棕色，顶孔裂；雌蕊1，柱头头状；花梗长1～2.8 cm，棕褐色，有短茸毛。气微，味微麻（图87f）。

【化学成分】主要含莨菪烷型生物碱类，包括剧毒的东莨菪碱（天仙子碱，$C_{17}H_{21}NO_4$）、莨菪碱（仙子胺）和阿托品等。还含有醉茄甾内酯类、黄酮类、倍半萜类、酚酸类和木脂素类等。其主要毒性成分为生物碱类成分。

【药理作用】具有抗炎、止咳、平喘、镇痛、解痉、调节中枢兴奋、调节心率、抗氧化、抗菌、脑保护、改善微循环、对药物成瘾戒断、散瞳和调节麻痹等作用。

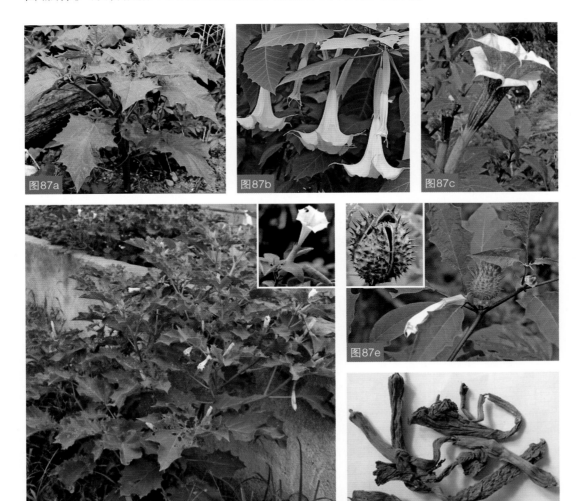

图87a
图87b
图87c
图87d
图87e
图87f

【毒副反应】神经系统毒性、呼吸系统毒性、遗传毒性。

【性味归经】辛,温,有毒。归肺、肝经。

【功能主治】平喘止咳,解痉定痛。用于哮喘咳嗽,脘腹冷痛,风湿痹痛,小儿慢惊,外科麻醉。

【用法用量】0.3~0.6 g,宜入丸、散;亦可作卷烟分次燃吸(一日量不超过1.5g)。外用适量。

【注意】孕妇、外感及痰热咳喘、青光眼、高血压及心动过速患者禁用。中毒主要表现为颜面及皮肤潮红、躁动不安、脉率加快、口干口渴、幻听、幻视、惊厥、言语不灵、瞳孔放大、对光的反射消失等。中毒救治方法:催吐、洗胃、导泻,严重者可用新斯的明或毛果云香碱等;其他对症治疗。

【贮藏】置干燥处,防霉,防蛀。

桃 仁

【来源】本品为蔷薇科科植物桃 *Prunus* persica(L.)Batsch 或山桃 *Prunus davidiana* (Carr.)Franch. 的干燥成熟种子。

【生长环境与分布】桃原产我国,各省区广泛栽培。世界各地均有栽植。山桃生于山坡、山谷沟底或荒野疏林及灌丛内。分布于山东、河北、河南、山西、陕西、甘肃、四川、云南等地。

【植物形态】桃,乔木,高3~8 m;小枝细长,无毛,有光泽,绿色,向阳处转变成红色,具大量小皮孔;冬芽圆锥形,顶端钝,外被短柔毛,常2~3个簇生,中间为叶芽,两侧为花芽。叶片长圆披针形、椭圆披针形或倒卵状披针形,长7~15 cm,宽2~3.5 cm,先端渐尖,基部宽楔形,上面无毛,下面在脉腋间具少数短柔毛或无毛,叶边具细锯齿或粗锯齿;叶柄粗壮,长1~2 cm。

花单生,先于叶开放,直径2.5~3.5 cm;花梗极短或几无梗;萼筒钟形,被短柔毛,稀几无毛,绿色而具红色斑点;萼片卵形至长圆形,顶端圆钝,外被短柔毛;花瓣长圆状椭圆形至宽倒卵形,粉红色,罕为白色;雄蕊约20~30,花药绯红色;花柱几与雄蕊等长或稍短;子房被短柔毛。

果实形状和大小均有变异,卵形、宽椭圆形或扁圆形,直径(3)5~7(12)cm,长与宽几乎相等,色泽变化由淡绿白色至橙黄色,常在向阳面具红晕,外面密被短柔毛,稀无毛,腹缝明显,果梗短而深入果注;果肉白色、浅绿白色、黄色、橙黄色或红色,多汁有香味,甜或酸甜;核大,离核或粘核,椭圆形或近圆形,两侧扁平,顶端渐尖,表面具纵、横沟纹和孔穴;种仁味苦,稀味甜。花期3~4月,果实成熟期因品种而异,通常为8~9月(图88a、图88c、图88e、图88g)。

山桃,乔木,高可达10 m;树冠开展,树皮暗紫色,光滑;小枝细长,直立,幼时无毛,老时褐色。叶片卵状披针形,长5~13 cm,宽1.5~4 cm,先端渐尖,基部楔形,两面无毛,叶边具细锐锯齿；叶柄长1～2 cm，无毛，常具腺体。

　　花单生，先于叶开放，直径2～3 cm；花梗极短或几无梗；花萼无毛；萼筒钟形；萼片卵形至卵状长圆形，紫色，先端圆钝；花瓣倒卵形或近圆形，长10～15 mm，宽8～12 mm，粉红色，先端圆钝，稀微凹；雄蕊多数，几与花瓣等长或稍短；子房被柔毛，花柱长于雄蕊或近等长。

　　果实近球形，直径2.5～3.5 cm，淡黄色，外面密被短柔毛，果梗短而深入果洼；果肉薄而干，不可食，成熟时不开裂；核球形或近球形，两侧不压扁，顶端圆钝，基部截形，表面具纵、横沟纹和孔穴，与果肉分离。花期3～4月，果期7～8月（图88b、图88d、图88f、图88h）。

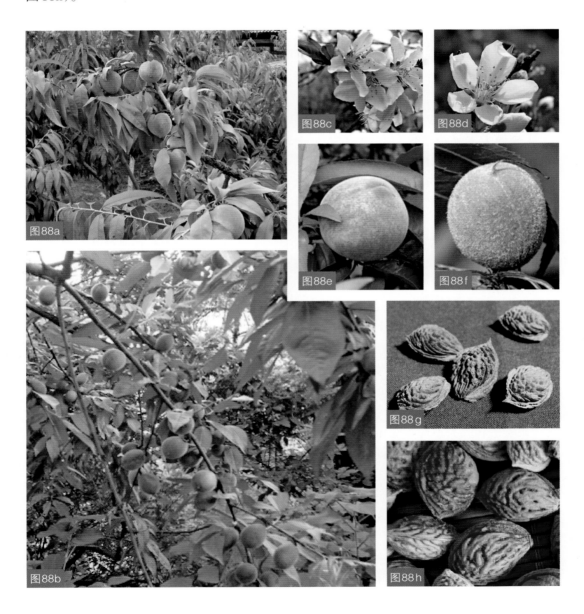

图88a
图88c
图88d
图88e
图88f
图88g
图88b
图88h

【采收】果实成熟后采收,除去果肉和核壳,取出种子,晒干。

【药材性状】桃仁,呈扁长卵形,长1.2~1.8 cm,宽0.8~1.2 cm,厚0.2~0.4 cm。表面黄棕色至红棕色,密布颗粒状突起。一端尖,中部膨大,另端钝圆稍偏斜,边缘较薄。尖端侧有短线形种脐,圆端有颜色略深不甚明显的合点,自合点处散出多数纵向维管束。种皮薄,子叶2,类白色,富油性(图88i)。气微,味微苦。

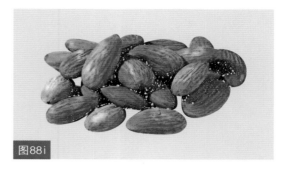

图88i

山桃仁,呈类卵圆形,较小而肥厚,长约0.9 cm,宽约0.7 cm,厚约0.5 cm。

【化学成分】含苦杏仁苷、24-亚甲基环木菠萝烷醇、柠檬甾二烯醇、7-去氢燕麦甾醇、野樱苷、β-谷甾醇、菜油甾醇、β-谷甾醇-3-O-β-D-吡喃葡萄糖苷、菜油甾醇-3-O-β-D-吡喃葡萄糖苷、色氨酸、葡萄糖及蔗糖等。其主要毒性成分为苦杏仁苷。

【药理作用】改善血流动力学状况、抗炎、降压、抗过敏、抗肝纤维化、镇咳及驱虫等作用。

【毒副反应】中枢神经系统先兴奋后麻痹,促进初产妇子宫收缩及出血。

【性味归经】苦、甘、平。归心、肝、大肠经。

【功能主治】活血祛瘀,润肠通便,止咳平喘。用于经闭痛经,癥瘕痞块,肺痈肠痈,跌仆损伤,肠燥便秘,咳嗽气喘。

【用法用量】5~10 g。

【注意】禁止儿童食用。孕妇,血虚血燥及津液亏虚者慎用。中毒主要表现为头晕、头痛、呕吐、心悸、烦躁不安、神志不清、抽搐、呼吸麻痹等;或引起皮肤出现红疹块过敏。中毒救治方法:催吐,洗胃,补液;或静脉注射硫代硫酸钠等;其他对症治疗。

【贮藏】置阴凉干燥处,防蛀。

臭灵丹草

【来源】本品为菊科植物翼齿六棱菊 *Laggera pterodonta*(DC.)Benth.的干燥地上部分。

【生长环境与分布】常生于空旷草地或山谷疏林中。分布于云南、四川、湖北、贵州及广西西南部。印度、中南半岛及非洲热带地区也有。

【植物形态】多年生草本,高50~100 cm。全株有强烈臭气。主根长柱形,有少数分枝,侧根多而细长。茎圆柱形,上部稍有分枝,茎枝均有羽状齿裂的翅,全株密被淡黄绿色腺毛和柔毛。

叶互生,无柄,叶片椭圆状倒披针形或椭圆形,长7~10(15)cm,宽2~3.5(7)cm,先端短尖或钝,基部楔形下延成翅,边缘有细锯齿或不规则波状锯齿;上部叶片较窄小,条

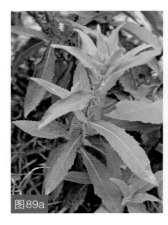
图89a

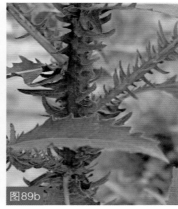
图89b

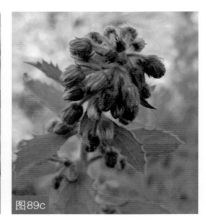
图89c

状披针形、倒卵形或长圆形,长2～3 cm,宽5～10 mm。

头状花序多数,径约10 mm,在茎枝顶端排列成总状或近伞房状的大型圆锥花序,花序梗长约2 cm,无翅,密被腺状短柔毛;总苞近钟状;苞片长圆形或长圆状披针形,先端短尖,内层上部有时紫红色,干膜质,线形,最内层极狭,通常丝状;雌花多数,花冠丝状长约7 mm;两性花约与雌花等长,花管状,向上渐扩大,檐部通常5裂,背面有乳头状突起。瘦果近纺锤形,有10棱,长约10 mm,被白色长柔毛,冠毛白色,易脱落,长约6 mm。花期4～10月(图89a、图89b、图89c)。

【采收】秋季茎叶茂盛时采割,干燥。

【药材性状】长50～150 cm,全体密被淡黄色腺毛及柔毛。茎圆柱形,具4～6纵翅,翅缘锯齿状,易折断。叶互生,有短柄;叶片椭圆形,暗绿色,先端短尖或渐尖,基部楔形,下延成翅,边缘有锯齿。头状花序着生于枝端;气特异,味苦(图89d)。

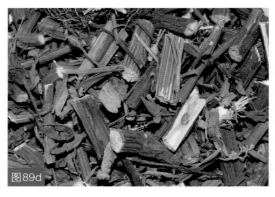
图89d

【化学成分】主要含有为黄酮类化合物、萜类、有机酸类、内酯类、酚类,还含有还原性糖、多糖和油脂等成分。

【药理作用】祛痰作用,抗肿瘤作用,抑菌活性、镇痛作用,抗病毒作用,保肝和抗氧化作用,抗炎作用。

【毒副反应】暂不明确。

【性味归经】辛、苦,凉,有毒。归肺、胃经。

【功能主治】清热解毒,止咳祛痰。用于风热感冒,咽喉肿痛,肺热咳嗽,风火牙痛。

【用法用量】9～15 g;鲜品15～30 g。

【注意】低血压、白细胞偏低者慎服;脾胃虚寒者慎用;孕妇禁用,易造成滑胎,毒性会通过孕妇伤害胎儿;经期禁用。中毒救治方法:对症治疗。

【贮藏】置阴凉干燥处。

狼 毒

【来源】本品为大戟科植物月腺大戟 *Euphorbia ebracteolata* Hayata 或狼毒大戟 *Euphorbia fischeriana* Steud. 的干燥根。

【生长环境与分布】多生于林下草原及向阳石质山坡草地。分布于黑龙江、吉林、辽宁、内蒙古、河北、河南、山西、陕西、宁夏、甘肃、山东、江苏、安徽、浙江等省区；蒙古、俄罗斯西伯利亚地区也有。

【植物形态】月腺大戟，多年生草本，高30～60 cm。根肥厚，肉质，纺锤形至圆锥形，外皮黄褐色，有黄色乳汁。茎绿色，基部带紫色。叶互生，叶片长圆状披针形，长4～11 cm，宽1～2.5 cm，全缘。

总花序多歧聚伞状，顶生，5伞梗呈伞状，每伞梗又生出3小伞梗或再抽第3回小伞梗；杯状聚伞花序宽钟形，总杯裂片先端有不规则浅裂；腺体半月形。蒴果三角状扁球形，无毛。种子圆卵形，棕褐色。花期4～6月，果期5～7月（图90a）。

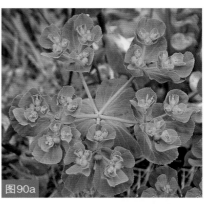

图90a

狼毒大戟，多年生草本，高达40 cm，有白色乳液；根肥厚肉质，圆柱形，外皮土褐色，含黄色汁液。茎基部的叶多鳞片状，向上逐渐增大，互生，披针形或卵状披针形，中上部的叶有时为3～5轮生。

花序呈伞状，有5束伞梗，每伞梗再二叉分枝，每一分枝基部有2枚对生苞片；杯状花序，花单性同株。蒴果。花期4～5月，果期5～6月（图90b）。

【采收】春、秋二季采挖，洗净，切片，晒干。

【药材性状】月腺大戟，为类圆形或长圆形块片，直径1.5～8 cm，厚0.3～4 cm。外皮薄，黄棕色或灰棕色，易剥落而露出黄色皮部。切面黄白色，有黄色不规则大理石样纹理或环纹。体轻，质脆，易折断，断面有粉性（图90c）。气微，味微辛。

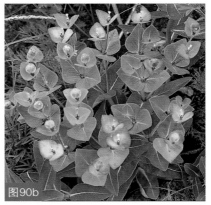

图90b

狼毒大戟，外皮棕黄色，切面纹理或环纹显黑褐色。水浸后有黏性，撕开可见黏丝。

【化学成分】含二萜及三萜类化合物，包括岩大戟内酯A、B，狼毒大戟甲、乙素，β-香树脂醇乙酸酯，羽扇豆醇等，并含大戟醇、皂苷、强心苷、甾醇、酚类及鞣质。

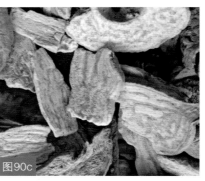

图90c

【**药理作用**】抗肿瘤作用,促进免疫功能,抗菌作用,抗白血病,抗惊厥,镇痛,抗炎,防治家畜疥癣病。

【**毒副反应**】脾脏、肾脏和心脏毒性,致突变作用,生殖毒性,刺激性。

【**性味归经**】辛,平,有毒。归肝、脾经。

【**功能主治**】散结,杀虫。外用于淋巴结结核、皮癣,灭蛆。

【**用法用量**】熬膏外敷。

【**注意**】不宜与密陀僧同用。内服宜慎;体弱及孕妇忌服。中毒主要表现为刺激感,发痒、肿胀、流涎、恶心、呕吐、腹痛、腹泻、便血、胃脘部烧灼感。头痛、头晕、视物模糊、面色潮红、躁狂、痉挛、冷汗、尿闭、瞳孔散大、对光反射迟钝、举步不稳、休克等。中毒救治方法:催吐,洗胃,导泻,补液;对症治疗。

【**贮藏**】置通风干燥处,防蛀。

黄药子

【**来源**】本品为薯蓣科植物黄独 *Dioscorea bulbifera* L. 的干燥块茎。

【**生长环境与分布**】本种既喜阴湿,又需阳光充足之地,海拔几十米至 2 000 m 的高山地区都能生长,多生于河谷边、山谷阴沟或杂木林等边缘。分布河南、安徽、江苏、浙江、江西、福建、台湾、湖北、湖南、广东、广西、陕西、甘肃、四川、贵州、云南、西藏。

【**植物形态**】缠绕草质藤本。块茎卵圆形或梨形,直径 4～10 cm,通常单生,每年由去年的块茎顶端抽出,很少分枝,外皮棕黑色,表面密生须根。茎左旋,浅绿色稍带红紫色,光滑无毛。叶腋内有紫棕色、球形或卵圆形珠芽,大小不一,表面有圆形斑点。

单叶互生,叶片宽卵状心形或卵状心形,长 15～26 cm,宽 2～14(26)cm,顶端尾状渐尖,边缘全缘或微波状,两面无毛。

雄花序穗状,下垂,常数个丛生于叶腋,有时分枝呈圆锥状;雄花单生,密集,基部有卵形苞片 2 枚;花被片披针形,新鲜时紫色;雄蕊 6 枚,着生于花被基部,花丝与花药近等长。雌花序与雄花序相似,常 2 至数个丛生叶腋,长 20～50 cm;退化雄蕊 6 枚,长仅为花被片 1/4。

蒴果反折下垂,三棱状长圆形,长 1.5～3 cm,宽 0.5～1.5 cm,两端浑圆,成熟时草黄色,表面密被紫色小斑点,无毛;种子深褐色,扁卵形,通常两两着生于每室中轴顶部,种翅栗褐色,向种子基部延伸呈长圆形。花期 7～10 月,果期 8～11 月(图 91a、图 91b、图 91c)。

【**采收**】夏末至冬初均可采挖,以 9～11 月产者为佳。将块茎挖出,除去茎叶须

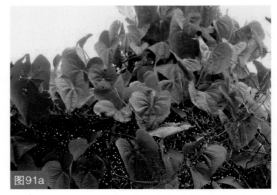

图91a

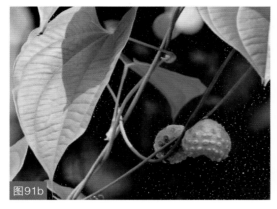

图91b

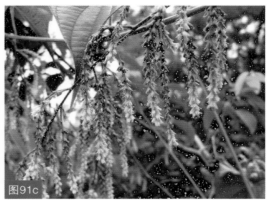

图91c

根,洗净泥土,横切成片,厚约1～1.5 cm,
晒干生用。

【药材性状】多为横切厚片,圆形或近
圆形,直径2.5～7 cm,厚0.5～1.5 cm。表
面棕黑色,皱缩,有众多白色、点状突起的
须根痕,或有弯曲残留的细根,栓皮易剥
落;切面黄白色至黄棕色,平坦或凹凸不
平。质坚脆,易折断,断面颗粒状,并散有
橙黄色麻点(图91d)。气微,味苦。

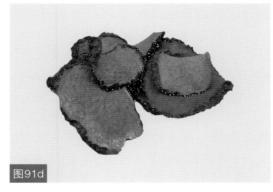

图91d

【化学成分】主要含二萜内酯、甾体皂
苷、黄酮、酚酸、糖、淀粉、鞣质等多种成分。如黄独素、薯蓣皂苷元、胡萝卜苷、原儿茶酸、
琥珀酸、莽草酸、棕榈酸等。另外,还含有一些微量元素。其主要毒性成分为薯蓣皂苷、薯
蓣毒皂苷、黄独萜脂A、鞣质等。

【药理作用】具有抗甲状腺肿、抗癌、抗病毒、抗炎、抗氧化、止血、抑制银屑病表皮增
生等作用。

【毒副反应】对中枢神经、心脏、肝脏、肾脏均有毒害作用。

【性味归经】苦,寒,小毒。归肝、肺经。

【功能主治】散结消瘿,清热解毒,凉血止血。用于瘿瘤,喉痹,痈肿疮毒,毒蛇咬伤,
肿瘤,吐血,衄血,咯血,百日咳,肺热咳喘。

【用法用量】内服:煎汤,3～9 g;研末1～2 g。外用:适量,鲜品捣敷;或研末调敷,
或磨汁涂。

【注意】内服剂量不宜过大。中毒主要表现为:恶心,呕吐,口、舌、喉等处烧灼痛,流
涎,腹痛,腹泻,瞳孔缩小,严重的出现昏迷、呼吸困难和心脏麻痹等。中毒救治方法:催
吐、洗胃、导泻,服用蛋清、活性炭等,大量饮水,静脉输入葡萄糖注射液;保肝;其他对症
治疗。

【贮藏】置通风干燥处,防霉,防蛀。

雪上一枝蒿

【来源】本品为毛茛科植物短柄乌头 *Aconitum brachypodum* Diels. 铁棒锤 *Aconitum szechenyianum* Gay 宣威乌头 *Aconitum nagarum Stapf var. lasianduum* W.T.Wang 的块根。

【生长环境与分布】野生于海拔3 100～4 300 m的高山草地、多石砾山坡或疏林下，在海拔250～3 000 m有栽培。主要分布在云南东北部和西北部。四川西南部有少量分布，甘肃西部，青海东部祁连山一带也有分布。

【植物形态】短柄乌头，多年生草本，高50～70 cm。块根直立，纺锤状圆柱形，长5～8 cm，外皮棕黄色。茎直立，疏生反曲的短柔毛。

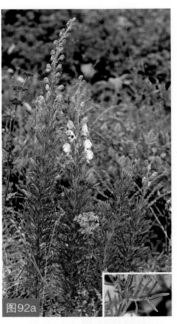

图92a

叶互生，掌状3深裂，裂片又2～3深裂，再作深浅不等的细裂，最终小裂片线状披针形或线形。茎下部叶具长柄，开花时枯萎，中部以上叶较密集，有短柄。

总状花序顶生，花序轴被反曲短柔毛；花萼片5，蓝紫色，花瓣状，上萼片膨大呈帽状，高约2.5 cm；花瓣一对，有长爪，距短；雄蕊多数，不等长，花丝疏生短毛；子房3～5个，密被直而伸展的黄色长柔毛（图92a）。蓇葖果3～5个，种子多数。花期8～9月。果期9～10月。

铁棒锤，多年生草本，高30～100 cm。块根倒圆锥形，褐色。茎直立，不分枝或分枝，无毛，有时在上部疏被短柔毛。

叶互生，茎下部叶在开花时枯萎；叶柄长4～5 mm，上部叶几无柄；叶片宽卵形，长3.4～5.5 cm，宽4.5～5.5 cm，3全裂，全裂片二回近羽状深裂，末回裂片线形，宽1～2.2 mm，两面无毛。

总状花序顶生，长7.5～20 cm，花序轴和花梗密被伸展的黄色短柔毛；下部苞片叶状或3裂，上部苞片线形；花梗长2～6 mm；小苞片生花梗上部，披针状线形，疏被短柔毛；花两性，两侧对称；萼片5，花瓣状，上萼片船状镰刀形或镰刀形，具爪，下缘长1.6～2 cm，弧状弯曲，外缘斜，侧萼片圆倒卵形，长1.2～1.6 cm，下萼片斜长圆形，黄色，常带绿色，有时蓝色，外面被近伸展的短柔毛；花瓣2，瓣片长约8 mm，唇长1.5～4 mm，距长约1 mm，向后弯曲，无毛或被疏毛；雄蕊多数，花丝全缘，无毛或有短毛；心皮5，无毛或被短柔毛；花柱短（图92b）。蓇葖果，长1.1～1.4 cm，无

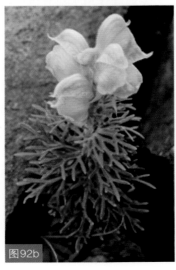

图92b

毛。种子多数,倒卵状三棱形,长约3 mm,光滑,沿棱有不明显的狭翅。花期8~9月,果期9~10月。

宣威乌头,多年生草本。块根胡萝卜形,长约5 cm。茎高约50 cm,上部疏被弯曲并紧贴的短柔毛,不分枝或分枝。

基生叶及生于近茎基部的茎生叶均具长柄;叶片革质或纸质,肾形,长4 cm,宽9 cm,3全裂,中全裂片菱形或倒卵状菱形,3裂,末回小裂片狭卵形至狭披针形,侧全裂片斜扇形,不等2深裂,背面疏被紧贴的短柔毛。

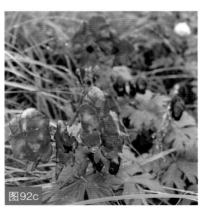

图92c

总状花序,花序轴和花梗只被弯曲而紧贴的白色短柔毛;小苞片生花梗的基部或下部,狭卵形;萼片蓝紫色,上萼片船状盔形,侧萼片圆倒卵形;花瓣2,无毛,有短距;雄蕊多数,花丝上部被黄色短毛;心皮5,密被淡黄色短柔毛(图92c、图92d)。花期10月,果期11月。

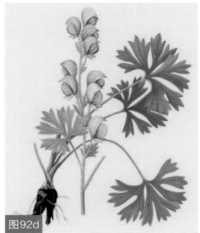

图92d

【采收】秋末冬初采挖,除去须根及杂质,干燥。

【药材性状】短柄乌头,本品块根呈短圆柱形或圆锥形,长2.5~7.5 cm,直径0.5~1.5 cm;子根表面灰棕色,光滑或有浅皱纹及侧根痕;质脆,易折断,断面白色,粉性,有黑棕色环。母根表面棕色,有纵皱沟及侧根残基;折断断面不平坦,中央裂隙较多(图92e)。气微,味苦麻。

铁棒锤,母根呈纺锤状圆柱形,长5~10 cm,直径0.5 cm;表面具细纵皱纹,顶端留有茎的残基及子根痕。子根呈圆锥形,长2~5 cm,直径0.5~1.5 cm;表面暗棕色或黑棕色;多数平滑或稍有纵皱纹,有侧根痕;质硬,断面白色,粉性,少数呈角质样黄色(图92f)。

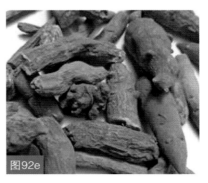

图92e

宣威乌头,块根呈纺锤状圆柱形,有分支。长5~7 cm,直径1~1.5 cm,表面棕色至深棕色或因表皮脱落而呈浅色花纹,有细纵皱纹及少数侧根痕。质较脆,易折断,折断面平坦,可见圆形浅棕色形成层环(图92g)。

【化学成分】短柄乌头,根主要含乌头碱,3-去氧乌头碱,3-乙酰乌头碱,雪乌碱,丽鲁碱。铁棒锤,块根主要含雪乌碱,次乌头碱,3-乙酰乌头碱,乌头碱。宣

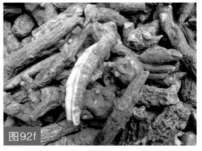

图92f

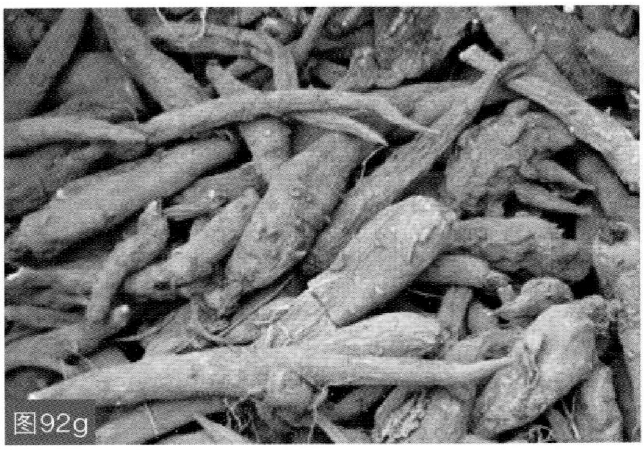

威乌头：根含准噶尔乌头碱，新乌宁碱，14-乙酰新乌宁碱，乌头碱，3-去氧乌头碱，无毛翠雀亭，准噶尔乌头胺，伏毛铁棒锤碱，变绿卵孢碱等。主要毒性成分为双酯型乌头碱。

图92g

【药理作用】具有镇痛作用、抗炎作用、局部麻醉作用、解热作用、洋地黄样作用、抗肿瘤作用、抗生育作用。

【毒副反应】具有消化系统毒性、神经系统毒性、呼吸系统毒性、循环系统毒性等。

【性味归经】苦、辛，温。有大毒。归肝、肾经。

【功能主治】祛风除湿，活血止痛。用于风湿骨痛，跌打损伤，肢体疼痛，牙痛，疮痈肿毒，癌性疼痛。

【用法用量】常用量：一次 25～50 mg；极量：每次 70 mg。

【注意】本品剧毒，应在医生指导下服用。孕妇、心脏病、溃疡病患者及小儿禁服。中毒主要表现为流涎、呕吐、腹痛、口舌发麻、肢端瘙痒与灼痛、肢体或全身麻木、感觉消失、心律失常、血压下降、谵妄狂躁、呼吸困难、抽搐、昏迷等。中毒救治方法：早期洗胃，并输液，足量使用阿托品等莨菪类药物，可使用奎尼丁、普鲁卡因等。给予肌苷、ATP、细胞色素C、维生素C等；其他对症治疗。

【贮藏】置通风干燥处，防蛀。

常　山

【来源】本品为虎耳草科植物常山 *Dichroa febrifuga* Lour. 的干燥根。

【生长环境与分布】生于海拔200～2 000 m阴湿林中。分布于陕西、甘肃、江苏、安徽、浙江、江西、福建、台湾、湖北、湖南、广东、广西、四川、贵州、云南和西藏。一些东南亚国家亦有分布。

【植物形态】灌木，高1～2 m；叶形状大小变异大，常椭圆形、倒卵形、椭圆状长圆形或披针形，长6～25 cm，宽2～10 cm，先端渐尖，基部楔形，边缘具锯齿或粗齿，稀波状，两面绿色或一至两面紫色，无毛或仅叶脉被被卷短柔毛，稀下面被长柔毛，侧脉每边8～10条，网脉稀疏；叶柄长1.5～5 cm，无毛或疏被毛。

伞房状圆锥花序顶生，有时叶腋有侧生花序，直径3～20 cm，花蓝色或白色；花蕾倒卵形，盛开时直径6～10 mm；花梗长3～5 mm；花萼倒圆锥形，4～6裂；裂片阔三角形，急尖，无毛或被毛；花瓣长圆状椭圆形，稍肉质，花后反折；雄蕊10～20枚，一半与花瓣对生，花丝线形，扁平，初与花瓣合生，后分离，花药椭圆形；花柱4（5～6），棒状，柱头长圆形，子房3/4下位。

浆果直径3～7 mm，蓝色，干时黑色；种子长约1 mm，具网纹。花期2～4月，果期5～8月（图93a、图93b、图93c）。

【采收】秋季采挖，除去须根，洗净，晒干。

【药材性状】本品呈圆柱形，常弯曲转，或有分枝，长9～15 cm，直径0.5～2 cm。表面棕黄色，具细纵纹，外皮易剥落，剥落处露出淡黄色木部。质坚硬，不易折断，折断时有粉尘飞扬；横切面黄白色，射线类白色，呈放射状（见图93d、图93e）。气微，味苦。

【化学成分】主要含有喹唑酮类生物碱，如常山碱乙、常山碱甲及常山碱丙等；还含香豆素、甾体、多酚等化学成分。

【药理作用】抗疟作用，催吐作用，能降低狗血压，对离体兔心呈抑制作用，对离体蛙心低浓度时呈兴奋，高浓度则呈抑制作用，辅助癌症治疗，解热作用，抗阿米巴原虫作用，抗肿瘤作用，抗钩端螺旋体，抗病毒作用、抗炎作用，对子宫及肠管平滑肌的作用。

【毒副反应】口服毒性比静脉注射毒性大；使小鼠生长受抑制；消化系统毒性。

【性味归经】苦、辛，寒，有毒。归肺、肝、心经。

【功能主治】涌吐痰涎，截疟。用于痰饮停聚，胸膈痞塞，疟疾。

【用法用量】5～9 g。

【注意】有催吐副作用，用量不宜过大；孕妇慎用。中毒主要表现为恶心、呕吐、腹痛、腹泻、便血、心悸、心律不齐、发绀、血压下降等。中毒救治方法：洗胃，补液；其他对症治疗。

【贮藏】置通风干燥处。

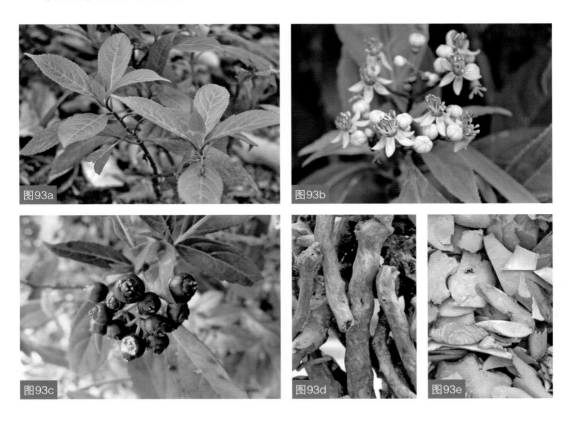

图93a　图93b　图93c　图93d　图93e

蛇床子

【来源】本品为伞形科植物蛇床 Cnidium monnieri（L.）Cuss. 的干燥成熟果实。

【生长环境与分布】生于田边、路旁、草地及河边湿地。分布于河北、山东、安徽、江苏、浙江、广西、四川等地。俄罗斯、朝鲜、越南、北美及其他欧洲国家也有分布。

【植物形态】一年生草本，高10～60 cm。根圆锥状，较细长。茎直立或斜上，多分枝，中空，表面具深条棱，粗糙。

下部叶具短柄，叶鞘短宽，边缘膜质，上部叶柄全部鞘状；叶片轮廓卵形至三角状卵形，长3～8 cm，宽2～5 cm，2～3回三出式羽状全裂，羽片轮廓卵形至卵状披针形，长1～3 cm，宽0.5～1 cm，先端常略呈尾状，末回裂片线形至线状披针形，长3～10 mm，宽1～1.5 mm，具小尖头，边缘及脉上粗糙。

复伞形花序直径2～3 cm；总苞片6～10，线形至线状披针形，长约5 mm，边缘膜质，具细睫毛；伞辐8～20，不等长，长0.5～2 cm，棱上粗糙；小总苞片多数，线形，长3～5 mm，边缘具细睫毛；小伞形花序具花15～20，萼齿无；花瓣白色，先端具内折小舌片；花柱基略隆起，向下反曲。分生果长圆状，长1.5～3 mm，宽1～2 mm，横剖面近五角形，主棱5，均扩大成翅；每棱槽内油管1，合生面油管2；胚乳腹面平直。花期4～7月，果期6～10月（图94a、图94b、图94c）。

【采收】夏、秋二季果实成熟时采收，除去杂质，晒干。

【药材性状】本品为双悬果，呈椭圆形，长2～4 mm，直径约2 mm。表面灰黄色或灰褐色，顶端有2枚向外弯曲的柱基，基部偶有细梗。分果的背面有薄而突起的纵棱5条，接合面平坦，有2条棕色略突起的纵棱线。果皮松脆，揉搓易脱落。种子细小，灰棕色，显油性（图94d）。气香，味辛凉，有麻舌感。

【化学成分】主要含香豆素类（总香豆素含量约2.2%，包括佛手柑内酯、欧前胡

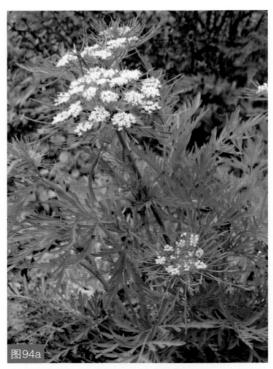
图94a

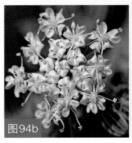
图94b

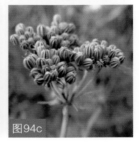
图94c

素、蛇床子素、O-乙酰异蛇床素等）和挥发油类（量约1.3%，包括亚油酸、倍半萜类、酯类）等；还含色原酮类、苯并呋喃类、β-谷甾醇及微量元素。主要毒性成分为香豆素类化合物（蛇床子素）。

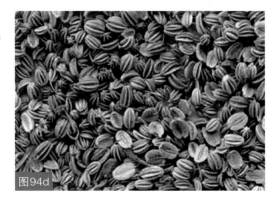

图94d

【**药理作用**】具有抗心律失常、降压、扩张血管、保护心血管、益智、镇静催眠、镇痛、雄激素样和促性腺激素样作用；还有抗菌、止痒、抗血栓、抗凝血、调节免疫功能、祛痰、抗氧化、抗肿瘤等作用。

【**毒副反应**】肝、肾毒性。

【**性味归经**】辛、苦、温，有小毒。归肾经。

【**功能主治**】燥湿祛风，杀虫止痒，温肾壮阳。用于阴痒带下，湿疹瘙痒，湿痹腰痛，肾虚阳痿，宫冷不孕。

【**用法用量**】3～10 g。外用适量，多煎汤熏洗，或研末调敷。

【**注意**】孕妇慎用。中毒主要表现为口干、思睡、胃部不适（饭后服用可避免），或皮肤潮红、瘙痒难忍。中毒救治方法：对症治疗。

【**贮藏**】置通风干燥处。防潮，防蛀。

猪牙皂

【**来源**】本品为豆科植物皂荚 *Gleditsia sinensis* Lam. 的干燥不育果实。

【**生长环境与分布**】生于山坡林中或谷地、路旁，海拔自平地至2 500 m。分布于河北、山东、陕西、甘肃、江苏、安徽、湖北、福建、广西、四川、贵州、云南等省区。

【**植物形态**】落叶乔木或小乔木，高可达30 m；枝灰色至深褐色；刺粗壮，圆柱形，常分枝，多呈圆锥状，长达16 cm。

叶为一回羽状复叶，长10～18(26)cm；小叶(2)3～9对，纸质，卵状披针形至长圆形，长2～8.5(12.5)cm，宽1～4(6)cm，先端急尖或渐尖，顶端圆钝，具小尖头，基部圆形或楔形，有时稍歪斜，边缘具细锯齿，上面被短柔毛，下面中脉上稍被柔毛；网脉明显，在两面凸起；小叶柄长1～2(5)mm，被短柔毛。

花杂性，黄白色，组成总状花序；花序腋生或顶生，长5～14 cm，被短柔毛；雄花：直径9～10 mm；花梗长2～8(10)mm；花托长2.5～3 mm，深棕色，外面被柔毛；萼片4，三角状披针形，长3 mm，两面被柔毛；花瓣4，长圆形，被微柔毛；雄蕊8(6)；退化雌蕊长2.5 mm；两性花：直径10～12 mm；花梗长2～5 mm；萼、花瓣与雄花的相似，唯萼片长4～5 mm，花瓣长5～6 mm；雄蕊8；子房缝线上及基部被毛，柱头浅2裂；胚珠多数。

荚果带状，长12～37 cm，宽2～4 cm，劲直或扭曲，果肉稍厚，两面鼓起，或有的荚果短小,多少呈柱形,长5～13 cm,宽1～1.5 cm,弯曲作新月形,通常称猪牙皂,内无种子;果颈长1～3.5 cm;果瓣革质,褐棕色或红褐色,常被白色粉霜;种子多颗,长圆形或椭圆形,长11～13 mm,宽8～9 mm,棕色,光亮。花期3～5月,果期5～12月(图95a、图95b、图95c、图95d)。

【采收】秋季采收,除去杂质,干燥。

【药材性状】呈圆柱形,略扁而弯曲,长5～11 cm,宽0.7～1.5 cm。表面紫棕色或紫

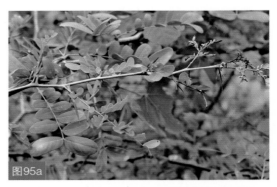

图95a

褐色,被灰白色蜡质粉霜,擦去后有光泽,并有细小的疣状突起和线状或网状的裂纹。顶端有鸟喙状花柱残基,基部具果梗残痕。质硬而脆,易折断,断面棕黄色,中间疏松,有淡绿色或淡棕黄色的丝状物,偶有发育不全的种子(图95e)。气微,有刺激性,味先甜而后辣。

【化学成分】主要含多种类型三萜皂苷;还含鞣质、蜡醇、多糖、豆甾醇、谷甾醇、微量元素等。

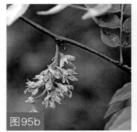

图95b

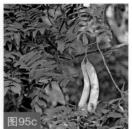

图95c

【药理作用】具有抗炎作用,抗过敏作用,抗病毒、抗菌作用,改善心肌缺血作用,抗肿瘤作用,镇痛作用;可清除自由基,降脂。

【毒副反应】溶血,胃肠道有刺激,影响中枢神经系统(先兴奋,后麻痹),呼吸中枢麻痹。

【性味归经】辛、咸,温,小毒。归肺、大肠经。

【功能主治】祛痰开窍,散结消肿。用于中风口噤,昏迷不醒,癫痫痰盛,关窍不通,喉痹痰阻,顽痰喘咳,咯痰不爽,大便燥结;外治痈肿。

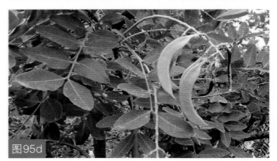

图95d

【用法用量】1～1.5 g,多入丸、散用。外用适量,研末吹鼻取嚏或研末调敷患处。

【注意】孕妇及咯血、吐血患者禁用。中毒主要表现为咽干、饱胀、呕吐、烦躁、腹痛、腹泻、大便呈水样及泡沫状、面色苍白、黄疸、腰痛、血红蛋白尿、头痛、头晕、全身无力、四肢酸麻等。中毒救治方法:洗胃,补液;其他对症治疗。

【贮藏】置干燥处,防蛀。

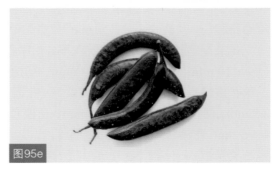

图95e

商 陆

【来源】本品为商陆科植物商陆 *Phytolacca acinosa* Roxb.或垂序商陆 *Phytolacca americana* L.的干燥根。

【生长环境与分布】普遍野生于海拔500～3 400 m的沟谷、山坡林下、林缘路旁。我国除东北、内蒙古、青海、新疆外均有分布；朝鲜、日本及印度也有。

【植物形态】商陆，多年生草本，高0.5～1.5 m，全株无毛。根肥大，肉质，倒圆锥形，外皮淡黄色或灰褐色，内面黄白色。茎直立，圆柱形，有纵沟，肉质，绿色或红紫色，多分枝。叶片薄纸质，椭圆形、长椭圆形或披针状椭圆形，长10～30 cm，宽4.5～15 cm，顶端急尖或渐尖，基部楔形，渐狭，两面散生细小白色斑点（针晶体），背面中脉凸起；叶柄长1.5～3 cm，粗壮，上面有槽，下面半圆形，基部稍扁宽。

总状花序顶生或与叶对生，圆柱状，直立，通常比叶短，密生多花；花序梗长1～4 cm；花梗基部的苞片线形，长约1.5 mm，上部2枚小苞片线状披针形，均膜质；花梗细，长6～10（13）mm，基部变粗；花两性，直径约8 mm；花被片5，白色、黄绿色，椭圆形、卵形或长圆形，顶端圆钝，长3～4 mm，宽约2 mm，大小相等，花后常反折；雄蕊8～10，与花被片近等长，花丝白色，钻形，基部成片状，宿存，花药椭圆形，粉红色；心皮通常为8，有时少至5或多至10，分离；花柱短，直立，顶端下弯，柱头不明显。

果序直立，浆果扁球形，直径约7 mm，熟时黑色；种子肾形，黑色，长约3 mm，具3棱。花期5～8月，果期6～10月（图96a、图96b、图96c）。

垂序商陆，多年生草本，高1～2 m。根粗壮，肥大，倒圆锥形。茎直立，圆柱形，有时带紫红色。

叶片椭圆状卵形或卵状披针形，长9～18 cm，宽5～10 cm，顶端急尖，基部楔形；叶柄长1～4 cm。

总状花序顶生或侧生，长5～20 cm；花梗长6～8 mm；花白色，微带红晕，直径约6 mm；花被片5，雄蕊、心皮及花柱通常均为10，心皮合生。

果序下垂，浆果扁球形，熟时紫黑色；种子肾圆形，直径约3 mm。花期6～8月，果期8～10月（图96d、图96e、图96f）。

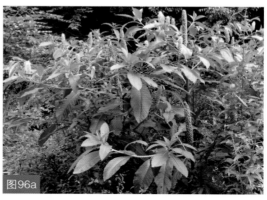
图96a

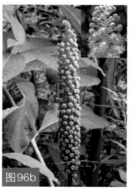
图96b

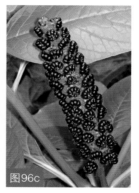
图96c

【采收】秋季至次春采挖,除去须根,切成块或片,晒干或阴干(图96g)。

【药材性状】横切或纵切的不规则块片,厚薄不等。外皮灰黄色或灰棕色。横切片弯曲不平,边缘皱缩,直径2～8 cm;切面浅黄棕色或黄白色,木部隆起,形成数个突起的同心性环轮。纵切片弯曲或卷曲,长5～8 cm,宽1～2 cm,木部呈平行条状突起。质硬。气微,味稍甜,久嚼麻舌(图96h)。

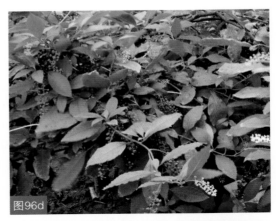
图96d

【化学成分】根含商陆皂苷元A,去甲商陆皂苷元,商陆皂苷甲、乙、丙等皂苷类成分;含加利果酸,商陆皂苷B、D、F,商陆酸,甾醇及商陆毒素,棕榈酸乙酯等脂溶性成分及商陆多糖、硝酸钾、组胺、甾醇等。浆果含大量甜菜色素。

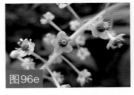
图96e

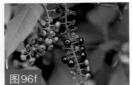
图96f

【药理作用】促进淋巴T细胞转化,促进小鼠脾淋巴细胞增殖,诱导白细胞产生干扰素,抗肿瘤,祛痰,止咳,平喘作用,抗炎、抗菌、抗病毒,利尿,抗辐射,降压,降酸酶,灭钉螺。

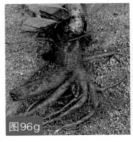
图96g

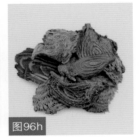
图96h

【毒副反应】① 商陆毒素:对交感神经、胃肠黏膜、呼吸及血管运动中枢有刺激兴奋作用;② 商陆碱:能够刺激胃肠道黏膜,使之充血、渗出;对交感神经有刺激作用,使血管收缩,并能刺激血管运动中枢,使血压升高;刺激延脑运动中枢,使四肢肌肉抽搐;③ 硝酸钾:在肠道内还原为亚硝酸钾,使血红蛋白失去携氧能力,造成机体缺氧,出现头晕、心悸、发绀等缺氧症状和体征。

【性味归经】苦,寒,有毒。归肺、脾、肾、大肠经。

【功能主治】逐水消肿,通利二便;外用解毒散结。用于水肿胀满,二便不通;外治痈肿疮毒。

【用法用量】3～9 g。外用适量,煎汤熏洗。

【注意】脾虚水肿及孕妇忌服。煮沸2小时两者毒性明显降低。中毒主要表现:① 消化系统:恶心、呕吐、腹痛、腹泻、口干,甚至呕血、便血,常有腹部压痛;② 神经系统表现及缺氧:头痛、头晕、胸闷、呼吸困难,烦躁不安,言语不清,站立不稳,精神恍惚,四肢肌肉紧张或震颤,重者可出现抽搐及大小便失禁;③ 心血管系统:心悸、血压升高、心动过速、心律失常;④ 严重时血压下降、心率过缓、昏迷,心脏及呼吸中枢麻痹而导致死亡;⑤ 其他:发热,体温轻、中度升高;少尿或尿失禁;孕妇流产。中毒救治方法:催吐、洗胃、补液;其他对症治疗。

【贮藏】置干燥处,防霉,防蛀。

绵马贯众

【来源】本品为鳞毛蕨科植物粗茎鳞毛蕨 *Dryopteris crassirhizoma* Nakai 的干燥根茎和叶柄残基。

【生长环境与分布】生于海拔300～1 200 m的林下湿地、沼泽地。分布于黑龙江、吉林、辽宁、内蒙古及河北东北部；朝鲜、日本也有。

【植物形态】多年生草本植株，高达1 m。根状茎粗大，斜生或直立。密被深褐色或黑色卵状披针形大鳞片。

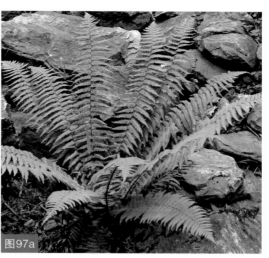

图97a

叶簇生，叶柄、连同根状茎密生鳞片，鳞片膜质或厚膜质，淡褐色至栗棕色，具光泽，下部鳞片一般较宽大，卵状披针形或狭披针形，长1～3 cm，边缘疏生刺突，向上渐变成线性至钻形而扭曲的狭鳞片；叶轴上的鳞片明显扭卷，线形至披针形，红棕色；叶柄深麦秆色，显著短于叶片；叶片长圆形至倒披针形，基部狭缩，先端渐尖，二回羽状深裂；羽片通常30对以上，无柄，线状披针形，下部羽片明显缩短，中部稍上羽片最长，向两端羽片依次缩短。叶厚，草质至纸质，背面淡绿色，沿羽轴生有具长缘毛的卵状披针形鳞片，裂片两面及边缘散生扭卷的窄鳞片和鳞毛（图97a、图97b、图97c）。

孢子囊群圆形，常孢生于叶片背面上部1/3～1/2处，背生于小脉中下部，每裂片1～4对；囊群盖圆肾形或马蹄形，几乎全缘，棕色，稀带淡绿色或灰绿色，膜质，成熟时不完全覆盖孢子囊群（图97d）。

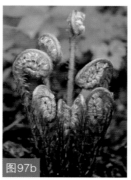

图97b

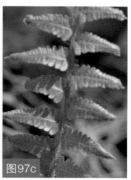

图97c

【采收】秋季采挖，削去叶柄，须根等，晒干。

【药材性状】本品呈长倒卵形，略弯曲，上端钝圆或截形，下端较尖，有的纵剖为两半，长7～20 cm，直径4～8 cm。表面黄棕色至黑褐色，密被排列整齐的叶柄残基及鳞片，并有弯曲的须根。叶柄残基呈

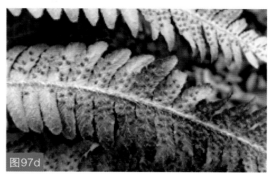

图97d

扁圆形,长3～5 cm,直径0.5～1.0 cm;表面有纵棱线,质硬而脆,断面略平坦,棕色,有黄白色维管束5～13个,环列;每个叶柄残基的外侧常有3条须根,鳞片条状披针形,全缘,常脱落。质坚硬,断面略平坦,深绿色至棕色,有黄白色维管束5～13个,环列,其外散有较多的叶迹维管束(图97e)。气特异,味初淡而微涩,后渐苦、辛。

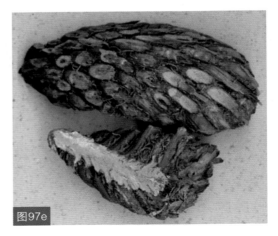

图97e

【化学成分】主要含间苯三酚类,包括黄绵马酸类、绵马酸类、绵马素;其他成分包括黄酮类、萜类及甾体类、苯丙素类、脂肪族类成分,此外,还含有糖类、苷类、芳香烃类、鞣质、树脂、挥发油等成分。主要毒性成分为间苯三酚衍生物类(如绵马素、绵马酸等)。

【药理作用】具有驱虫、抗菌、抗病毒、抗肿瘤、抗疟疾、止血、抗生育等作用;另有兴奋子宫、雌激素样作用;有抗白血病、抗氧化、抗炎镇痛等作用。

【毒副反应】消化系统毒性,中枢神经系统毒性,视神经毒性,肝脏毒性,损伤骨髓造血系统,抑制红细胞生成,抑制红细胞对铁的摄取;引起血小板及白细胞减少,发生广泛的点状出血。

【性味归经】苦,微寒,有小毒。归肝、胃经。

【功能主治】清热解毒,驱虫。用于虫积腹痛,疮疡。

【用法用量】4.5～9 g。

【注意】用量不宜过大;阴虚内热及脾胃虚寒者不宜使用,孕妇忌服;内服时禁食脂肪。中毒主要表现为眩晕、头痛、腹痛、腹泻、呼吸困难、黄视或短暂失明,或谵妄、抽搐、惊厥、昏迷、黄疸、一眼或双眼永久性失明等。中毒后常引起恶心、呕吐、腹泻。中毒救治方法:催吐、洗胃、导泻,补液;其他对症治疗。

【贮藏】置通风干燥处,防蛀。

喜 树

【来源】本品为蓝果树科植物喜树 *Canptotheca acuninata* Decne. 的果实。

【生长环境与分布】生于海拔1 000 m以下的林边或溪边。分布在江苏、浙江、福建、江西、湖北、湖南、四川、贵州、广东、广西、云南等省区。

【植物形态】高大落叶乔木。叶互生,纸质,矩圆状卵形或矩圆状椭圆形,长12～28 cm,宽6～12 cm,顶端短锐尖,基部近圆形或阔楔形,全缘,上面亮绿色,幼时脉上有短柔毛,其后无毛,下面淡绿色,疏生短柔毛,叶脉上更密,中脉在上面微下凹,在下面凸起,侧脉11～15对,在上面显著,在下面略凸起。

头状花序近球形,直径1.5~2 cm,常由2~9个头状花序组成圆锥花序,顶生或腋生,通常上部为雌花序,下部为雄花序,总花梗圆柱形,长4~6 cm,幼时有微柔毛,其后无毛。花杂性,同株;苞片3枚,三角状卵形,长2.5~3 mm,内外两面均有短柔毛;花萼杯状,5浅裂,裂片齿状,边缘睫毛状;花瓣5枚,淡绿色,矩圆形或矩圆状卵形,顶端锐尖,长2 mm,外面密被短柔毛,早落。

翅果矩圆形,长2~2.5 cm,顶端具宿存的花盘,两侧具窄翅,幼时绿色,干燥后黄褐色,着生成近球形的头状果序。花期5~7月,果期9月(图98a、图98b、图98c、图98d、图98e)。

【采收】于10~11月成熟时采收,晒干。

【药材性状】披针形,长2~2.5 cm,宽5~7 mm,先端尖,有柱头残基;基部变狭,可见着生在花盘上的椭圆形凹点痕,两边有翅。表面棕色至棕黑色,微有光泽,有纵绉纹,有时可见数条角棱和黑色斑点。质韧,不易折断,断面纤维性,内有种子1粒,干缩成细条状(图98e)。气微,味苦。

【化学成分】主要含生物碱类成分,包括脱氧喜树碱、10-羟基喜树碱等;含苷类,有三叶豆苷、金丝桃苷、獐芽菜苷、紫树苷、喜果苷等;含脂肪酸类,亚麻酸、油酸、棕榈酸等;另外含有挥发油等。其主要毒性成分为喜树碱等。

【药理作用】抗癌作用,抗病毒作用,杀虫灭螺作用,免疫抑制作用,疱疹病毒抑制作用,抗早孕等。

【毒副反应】肝、肾毒性,心肌毒性,消化系统毒性,泌尿系统毒性,抑制造血功能。

【性味归经】苦,辛,寒,有毒。归脾、胃、肝经。

【功能主治】抗癌,清热,杀虫。用于胃癌,结肠癌,直肠癌,膀胱癌,慢性粒细胞性白血病,急性淋巴细胞性白血病;外用治牛皮癣。

【用法用量】内服:煎汤,3~9 g;或研末吞。

【注意】喜树根(根皮)、树皮、树枝、叶均可入药。具有抗癌、清热杀虫等功能;外用治牛皮癣。过量服用或久服可引起中毒。中毒主要表现为:食欲不振、恶心、呕吐、腹泻、血尿、尿频、尿痛、贫血、白细胞下降、呼吸困难、昏迷等;其对皮肤、黏膜有刺激作用,可引起灼痛、水疱、红肿等。中毒救治方法:立即停药,对症治疗。

【贮藏】置阴凉干燥处。

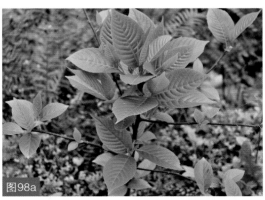
图98a

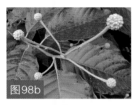
图98b

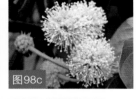
图98c

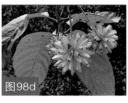
图98d

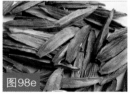
图98e

蓖麻子

【来源】本品为大戟科植物蓖麻 *Ricinus communis* L. 的干燥成熟种子。

【生长环境与分布】喜高温,不耐霜,酸碱适应性强。全国各地均有分布。

【植物形态】一年生粗壮草本或草质灌木;小枝、叶和花序通常被白霜,茎多液汁。叶轮廓近圆形,长及宽达40 cm或更大,掌状7～11裂,裂缺几达中部,裂片卵状长圆形或披针形,顶端急尖或渐尖,边缘具锯齿;掌状脉7～11条。网脉明显;叶柄粗壮,中空,长可达40 cm,顶端具2枚盘状腺体,基部具盘状腺体;托叶长三角形,长2～3 cm,早落(图99a)。

总状花序或圆锥花序,长15～30 cm或更长;苞片阔三角形,膜质,早落;雄花:花萼裂片卵状三角形,长7～10 mm;雄蕊束众多;雌花:萼片卵状披针形,长5～8 mm,凋落;子房卵状,直径约5 mm,密生软刺或无刺,花柱红色,长约4 mm,顶部2裂,密生乳头状突起(图99b、图99c)。

蒴果卵球形或近球形,长1.5～2.5 cm,果皮具软刺或平滑;种子椭圆形,微扁平,长8～18 mm,平滑,斑纹淡褐色或灰白色;种阜大(图99d、图99e)。花期全年或6～9月(栽培)。

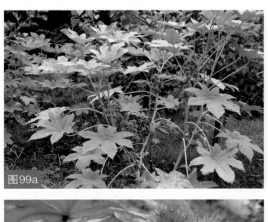
图99a

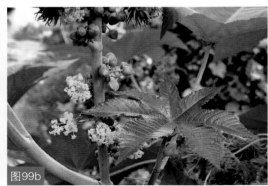
图99b

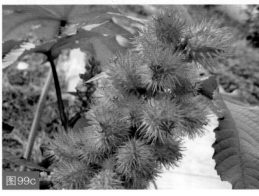
图99c

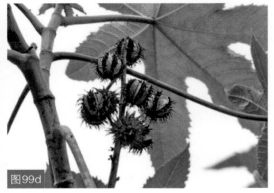
图99d

【采收】秋季采摘成熟果实,晒干,除去果壳,收集种子。

【药材性状】本品呈椭圆形或卵形,稍扁,长0.9～1.8 cm,宽0.5～1 cm。表面光滑,有灰白色与黑褐色或黄棕色与红棕色相间的花斑纹。一面较平,一面较隆起,较平的一面有1条隆起的种脊;一端有灰白色或浅棕色突起的种阜(图99e)。种皮薄而脆。胚乳肥厚,白色,富油性,子叶2,菲薄。气微,味微苦辛。

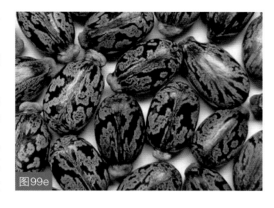
图99e

【化学成分】主要含蛋白质,脂肪油,碳水化合物,酚性物质,蓖麻毒蛋白及蓖麻碱;还含凝集素和脂肪酶等。其主要毒性成分为蓖麻毒蛋白(蓖麻毒素)、蓖麻碱等。

【药理作用】抗肿瘤作用,对免疫系统有影响,细胞凝集作用,热原作用,免疫反应,泻下作用,引产作用,抗生育作用,抗病毒作用,中枢神经兴奋作用。

【毒副反应】肝毒性,小肠损伤,可致下丘脑细胞、肾上腺、垂体、胸腺、睾丸、卵巢、胰腺以及淋巴组织等发生出血性坏死和退行性改变,神经系统毒性,溶血。

【性味归经】甘、辛,平,有毒。归大肠、肺经。

【功能主治】泻下通滞,消肿拔毒。用于大便燥结,痈疽肿毒,喉痹,瘰疬。

【用法用量】2～5 g。内服,入丸剂,生研或炒。外用:适量,捣烂敷,或调敷。

【注意】孕妇及便滑者忌服。中毒主要表现为咽喉烧灼感、恶心、呕吐、腹痛、腹泻、黏液便或血样便、头痛、身体麻木、定向力差、嗜睡、黄疸、少尿、蛋白尿、血尿或尿闭、凝血、出血、抽搐、惊厥、昏迷等。中毒救治方法:催吐,洗胃,导泻,补液,保肝;每日服小苏打5～15 g,静脉滴注葡萄糖盐水,皮下注射抗蓖麻毒血清,视病情使用止痛剂,解痉剂,强心剂等对症治疗。

【贮藏】置阴凉干燥处。

雷公藤

【来源】本品为卫矛科植物雷公藤 *Triptergium wilfordii* Hook. f. 的干燥根。

【生长环境与分布】生于海拔800 m以下的温热地方,山地、丘陵、平地的疏林、灌丛中,荒山草坡的有刺灌丛中较常见。分布于广西、广东、福建等地。

【植物形态】藤本灌木,高达3 m;当年生小枝棕红色,密生锈色绒毛,二年生枝有4～6棱,密生瘤状皮孔及锈色短毛。

单叶互生,纸质,叶椭圆形、倒卵椭圆形、长方椭圆形或卵形,长4～7.5 cm,宽3～4 cm,先端急尖或短渐尖,基部阔楔形或圆形,边缘有细锯齿,侧脉4～7对,达叶缘后稍上弯;叶柄长5～8 mm,密被锈色毛。

聚伞圆锥花序顶生及腋生,长5～7 cm,被锈毛;花杂性,白绿色,直径达5 mm,5数;花盘5浅裂;雄蕊生浅裂内凹处;子房三角形,不完全3室,每室胚珠2,通常仅1胚珠发育,柱头6浅裂。蒴果具三片膜质翅,矩圆形,长1.5 cm,宽1.2 cm;种子1,黑色,细柱状。花期5～6月,果期8～9月(图100a、图100b、图100c)。

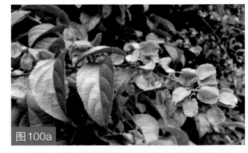
图100a

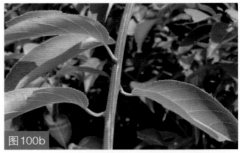
图100b

【采收】秋季挖取根部,除去泥沙,晒干,或去皮晒干。

【药材性状】根圆柱形,扭曲,常具茎残基,长短不一,直径0.5～3 cm。表面黄白色,光滑,具致密的细纵纹,切面黄白色至浅棕褐色,密布导管孔,具放射状纹理,有的可见年轮。质坚硬(图100d)。气微,味苦、微辛。

【化学成分】主要含有生物碱类(雷公藤碱、雷公藤次碱、雷公藤宁碱等)、二萜类(雷公藤甲素、雷公藤乙素、雷公藤内酯三醇等)、三萜类(雷公藤氯内酯醇等)、倍半萜类以及糖类、苷类等成分;此外还有内酯类、黄酮类、甾醇类、有机酸、蒽醌、木脂素、鞣质、色素、松脂状物、挥发性成分及微量元素等。其主要毒性成分是二萜类、三萜类、生物碱类、苷类等。

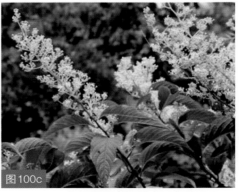
图100c

【药理作用】具有抗炎镇痛、抗肿瘤、免疫抑制、抗生育、抗菌、杀虫、抗排异、骨保护、抗神经退行性疾病、抗动脉粥样硬化及降压等药理作用。

【毒副反应】具有脏腑(肝、肾、胃肠等)毒性,生殖系统毒性,造血系统毒性,神经系统毒性,内分泌系统毒性。

【性味归经】辛、苦,性寒,有大毒。归肝、肾经。

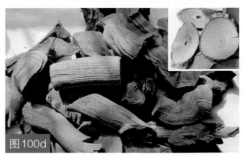
图100d

【功能主治】祛风除湿、活血通络、消肿止痛,杀虫解毒。用于风湿痹痛、关节僵硬、屈伸不利、腰膝酸痛、皮肤瘙痒等证。

【用法用量】1～5 g,先煎2小时。外用适量,捣烂或研末外敷、调涂。

【注意】本品有大毒,内服慎用。外敷不可超过半小时。中毒主要表现为剧烈呕吐、腹泻,血便、心悸、血压下降,心脏及呼吸抑制。中毒救治方法:催吐,洗胃,导泻,补液;其他对症治疗。

【贮藏】用箱装,置阴凉干燥处。防潮,防蛀。

藜 芦

【来源】本品为百合科植物藜芦 *Veratrum nigrum* L.的干燥根及根茎。

【生长环境与分布】生于海拔1 200～3 300 m的山坡林下或草丛中。分布于东北、河北、山东、河南、山西、陕西、内蒙古、甘肃、湖北、四川和贵州等地。

【植物形态】植株高达1 m,通常粗壮,基部的鞘枯死后残留物为黑色纤维网。根多数,细长,带肉质。茎直立。叶椭圆形、宽卵状椭圆形或卵状披针形,大小常有较大变化,通常长22～25 cm,宽约10 cm,薄革质,先端锐尖,无柄或茎上部的叶具短柄,两面无毛,有强脉而具折。

圆锥花序密生黑紫色花;侧生总状花序近直立伸展,长4～12 cm,通常具雄花;顶生总状花序常较长,较侧生花序长2倍以上,几乎全部着生两性花;花序轴密被白色绵状毛;小苞片披针形,边缘和背面有毛;生于侧生花序上的花梗长约5 mm,约等长于小苞片,密被绵状毛;花被片6,宿存;雄蕊6,与花被片对生,雄蕊长为花被片的1/2;子房无毛。蒴果直立,长1.5～2 cm,宽1～1.3 cm。花果期7～9月(图101a、图101b)。

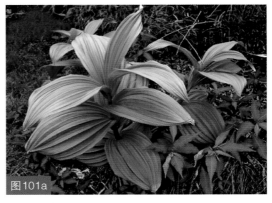

图101a

【采收】5～6月未抽花茎前采挖,除去地上部分,洗净,晒干。

【药材性状】本品为圆柱形,长2～4 cm,直径0.7～1.5 cm;表面棕黄色或土黄色,上端残留棕色叶基维管束及鳞毛状物,形如蓑衣,俗称"藜芦穿蓑衣",下方及四周生有多数细根。根细长圆柱形,略弯曲,长10～20 cm,直径1～4 mm,表面黄白色或灰褐色,有细密横皱纹,下端多纵皱纹;质坚脆,断面类白色,中心有淡黄色中柱,易与皮部分离(图101c)。气微,味极苦,粉末有强烈的催嚏性。

【化学成分】主要含生物碱类(原藜芦碱、藜芦胺、介芬碱、秋水仙碱等)和黄酮类(异鼠李素、槲皮素、异槲皮苷等)化

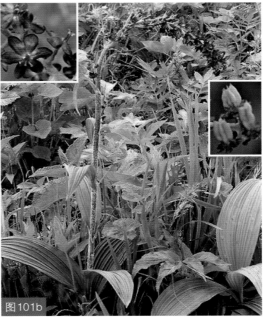

图101b

合物；还含二肽类、白藜芦醇、虎杖苷、β-谷甾醇、胡萝卜苷、硬脂酸等。主要毒性成分为总生物碱（其中原藜芦碱毒性最强，介藜芦胺次之）。

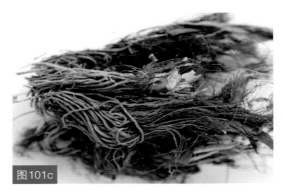

图101c

【药理作用】具有降压，强心，抗癌，抗凝血及抗血栓，抗血小板聚集，抗菌，改善脑血循环，杀螨，杀蝇，抗血吸虫等作用。

【毒副反应】具有消化系统、神经系统、心血管系统及呼吸系统毒性；还有生殖、遗传等毒性。

【性味归经】辛、苦，寒，有毒。归肺、胃、肝经。

【功能主治】涌吐风痰，杀虫疗疮。用于中风痰涌，喉痹不通，癫痫等症。外用治疥癣秃疮。

【用法用量】0.3～0.6 g，水煎服。外用适量，研末或调敷。

【注意】孕妇忌服。反人参、沙参、丹参、玄参、苦参、细辛、芍药，恶大黄。中毒主要表现为上腹部灼烧感、恶心、呕吐、口周麻木，严重可出现便血、心律失常。中毒救治方法：洗胃、导泻、静脉补液；其他对症治疗。

【贮藏】装在有盖容器，存放于阴凉干燥处。

藤 黄

【来源】本品为藤黄科植物藤黄 *Garcinia hanburyi* Hook.f. 的树脂。

【生长环境与分布】原主产于印度、马来西亚、柬埔寨、泰国、越南等地；我国广东、广西、云南和海南等地有引种栽培。

【植物形态】常绿乔木，高约18 m。小枝四棱形，单叶对生，几无柄，叶片薄革质，阔披针形，长9～13 cm，先端尖，基部楔形，全缘或微波状。

花单生或为聚伞花序；两性花与单性花共存；腋生，花绿白色，无柄；萼与花瓣均5片，圆形，覆瓦状排列；雄花2～3，簇生，雄蕊多数，集合成一亚球状肉质体，花药1室，横裂，花丝短；雌花单生，较大，具退化雄蕊约12枚，基部合生而环绕子房周围，子房上位，平滑无毛，柱头盾形，为不整齐之裂片或瘤块，4室。

浆果亚球形，径约2 cm。种子4枚。花期11月，果期翌年2～3月（图102a、图102b）。

【采收】在开花之前，于离地约3 m处将茎干的皮部作螺旋状的割伤，伤口内插一竹筒，盛流出的树脂，加热蒸干，用刀刮下，即为藤黄。

【药材性状】管状或不规则的块状物，直径3～5 cm，显红黄色或橙棕色，外被黄绿色粉霜，有纵条纹。质脆易碎，断面平滑，呈贝壳状或有空腔，具黄褐色而带蜡样光泽（图

102c、图102d），用水研和呈黄色乳剂。投火中则燃烧。气微，味辛辣。

【化学成分】藤黄由树脂（70%～85%）和树胶（15%～25%）组成。其化学成分含笼状多异戊烯基类（α-藤黄素、β-藤黄素、藤黄酸、新藤黄酸、异藤黄酸、藤黄宁等）、苯丙酮类、黄酮类及五环三萜类，此外还含有氧化酶及微量挥发油等。主要毒性成分为藤黄素、藤黄酸等。

【药理作用】具有抗菌、抗病毒、抗炎、抗癌、抗肿瘤、神经保护等作用；此外还有抗氧化、降血压作用，抗微生物、泻下、杀虫、降血糖等药理作用。

【毒副反应】具有胃肠道以及脏腑（肝、肾、肺、心）毒性。

【性味归经】酸、涩，寒，有大毒。

【功能主治】消肿排脓，散瘀解毒，杀虫止痒。用于痈疽肿毒，顽癣，恶疮，跌仆损伤，烫火伤等。

【用法用量】外用适量，研末调敷、磨汁涂抹或熬膏涂抹。

【注意】体虚者忌服。中毒主要表现为头昏，乏力，呕吐，腹痛，腹泻，吐出物为黄绿色黏液，排出尿液亦呈金黄色，腹绞痛，便血，血压下降，休克等。中毒救治方法：催吐、洗胃、补液；其他对症治疗。

【贮藏】置阴凉干燥处保存。密闭，防潮。

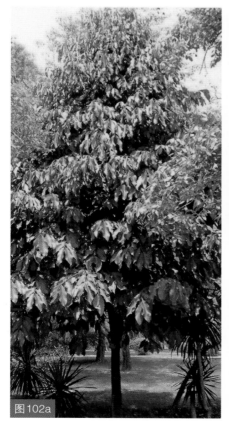

图102a

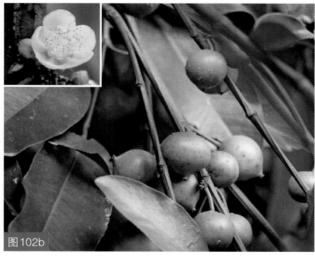

图102b

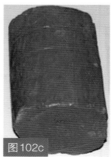

图102c

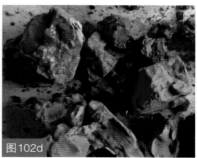

图102d

第三章

附 录

附录一 《中华人民共和国药典》2015年版收载的
有毒中药及常用剂量

附录1-1 《中华人民共和国药典》2015年版（一部）收载的毒性药材名单与毒性分级

毒 性 分 级	毒 性 药 材
大毒（共10种）	川乌、马钱子、马钱子粉、天仙子、巴豆、巴豆霜、红粉、闹羊花、草乌、斑蝥
有毒（共42种）	干漆、土荆皮、山豆根、千金子、千金子霜、制川乌、天南星、制天南星、木鳖子、甘遂、仙茅、白附子、白果、半夏、朱砂、华山参、全蝎、芫花、苍耳子、两头尖、附子、苦楝皮、金钱白花蛇、京大戟、制草乌、牵牛子、轻粉、香加皮、洋金花、常山、商陆、硫黄、雄黄、蓖麻子、蜈蚣、罂粟壳、蕲蛇、蟾酥、三棵针、白屈菜、臭灵丹草、狼毒
小毒（共31种）	丁公藤、九里香、土鳖虫、川楝子、小叶莲、水蛭、艾叶、北豆根、地枫皮、红大戟、两面针、吴茱萸、苦木、苦杏仁、草乌叶、南鹤虱、鸦胆子、重楼、急性子、蛇床子、猪牙皂、绵马贯众、绵马贯众炭、蒺藜、鹤虱、大皂角、飞扬草、金铁锁、紫萁贯众、榼藤子、翼首草

附录1-2 《中华人民共和国药典》2015年版（一部）毒性药材最大日常使用剂量分段

最大日常用剂量(g)	药材数量（种）	毒性药材名称	最大日常使用剂量(g)
0.03～0.1	3	蟾 酥	0.015～0.03
		斑 蝥	0.03～0.06
		雄 黄	0.05～0.10
～1.0	10	华山参	0.10～0.20
		巴豆霜、金铁锁	0.10～0.30
		轻 粉	0.20～0.40
		朱 砂	0.10～0.50
		马钱子、马钱子粉、洋金花	0.30～0.60

最大日常用剂量(g)	药材数量(种)	毒性药材名称	最大日常使用剂量(g)
~1.0	10	天仙子	0.06~0.60
		千金子霜	0.50~1.00
~1.2	2	木鳖子	0.90~1.20
		草乌叶	1.00~1.20
~1.5	4	甘　遂	0.50~1.00
		闹羊花	0.60~1.50
		猪牙皂、大皂角	1.00~1.50
~2.0	2	鸦胆子	0.50~2.00
		千金子	1.00~2.00
~3.0	9	两头尖、水蛭、翼首草	1.00~3.00
		红大戟、制川乌、制草乌、京大戟、芫花、硫黄	1.5~3（注：醋芫花研末吞服，一次0.6~0.9 g，一日1次）
~6.0	15	苦木（枝）	3~4.5（苦木叶1~3）
		金钱白花蛇、干漆、蓖麻子、吴茱萸	2.00~5.00
		蜈蚣、急性子	3.00~5.00
		牵牛子、山豆根、苦楝皮、罂粟壳、全蝎、白附子、香加皮、丁公藤	3.00~6.00
~10.0	25	小叶莲、蕲蛇、商陆、北豆根、重楼、制天南星、南鹤虱、鹤虱、半夏、艾叶	3.00~9.00
		紫萁贯众、常山	5.00~9.00
		地枫皮、飞扬草	6.00~9.00
		白果、川楝子、绵马贯众（炭）、苦杏仁、两面针	5.00~10.00
		仙茅、苍耳子	3.00~10.00
		土鳖虫、蛇床子	3.00~10.00
		蒺藜	6.00~10.0
~12.0	1	九里香	6.00~12.00
~15.0	4	附　子	3.00~15.0
		三棵针、臭灵丹草	9.00~15.0
		榼藤子	10.0~15.0
~18.0	1	白屈菜	9.00~18.0

附录二 汉字笔画索引

一画

一叶萩·························· 6

二画

丁公藤·························· 7
八角枫·························· 9
八角莲·························· 10
九里香·························· 11
了哥王·························· 13

三画

干　漆·························· 14
土荆皮·························· 16
大风子·························· 17
大皂角·························· 18
山豆根·························· 19
山慈菇·························· 21
千里光·························· 22
千金子·························· 24
川　乌·························· 25
川楝子·························· 26
广防己·························· 28
飞龙掌血······················ 29
马钱子·························· 30
马兜铃·························· 32

四画

天仙子·························· 34
天仙藤·························· 35
天花粉·························· 36
天南星·························· 38
木鳖子·························· 40

长春花·························· 41
乌桕根皮······················ 43
火麻仁·························· 44
巴　豆·························· 45

五画

甘　遂·························· 47
艾　叶·························· 48
石菖蒲·························· 50
北豆根·························· 51
叶象花·························· 53
仙　茅·························· 54
白头翁·························· 55
白附子·························· 57
白　英·························· 58
白　果·························· 60
白屈菜·························· 61
白药子·························· 63
半边莲·························· 64
半　夏·························· 66

六画

地枫皮·························· 67
夹竹桃·························· 69
肉豆蔻·························· 70
朱砂莲·························· 72
延胡索·························· 73
华山参·························· 75
羊角拗·························· 76
关木通·························· 78
关白附·························· 79
寻骨风·························· 80

防 己 ·············· 82
红大戟 ·············· 84

七画

芫 花 ·············· 85
花 椒 ·············· 86
苍耳子 ·············· 88
两头尖 ·············· 89
两面针 ·············· 91
吴茱萸 ·············· 92
附 子 ·············· 94

八画

青木香 ·············· 96
苦 木 ·············· 97
苦杏仁 ·············· 99
苦 参 ·············· 101
苦楝皮 ·············· 103
郁李仁 ·············· 104
虎耳草 ·············· 106
虎 杖 ·············· 108
昆明山海棠 ·············· 109
罗布麻叶 ·············· 111
使君子 ·············· 113
金铁锁 ·············· 114
肿节风 ·············· 115
京大戟 ·············· 116
闹羊花 ·············· 118
泽 漆 ·············· 119
细 辛 ·············· 120

九画

草 乌 ·············· 122

芫蔚子 ·············· 124
牵牛子 ·············· 125
鸦胆子 ·············· 127
香加皮 ·············· 128
重 楼 ·············· 130
急性子 ·············· 132
洋金花 ·············· 133

十画

桃 仁 ·············· 135
臭灵丹草 ·············· 137
狼 毒 ·············· 139

十一画

黄药子 ·············· 140
雪上一枝蒿 ·············· 142
常 山 ·············· 144
蛇床子 ·············· 146
猪牙皂 ·············· 147
商 陆 ·············· 149
绵马贯众 ·············· 151

十二画

喜 树 ·············· 152

十三画

蓖麻子 ·············· 154
雷公藤 ·············· 155

十八画

藜 芦 ·············· 157
藤 黄 ·············· 158